BIBLIOTHÈQUE DES ANNALES DE L'INSTITUT PASTEUR

LEÇONS
SUR
LA PATHOLOGIE COMPARÉE
DE
L'INFLAMMATION

Faites à l'Institut Pasteur en Avril et Mai 1891

PAR

ÉLIE METCHNIKOFF
Chef de Service à l'Institut Pasteur

Avec 65 figures dans le texte et 3 planches en couleur

PARIS
G. MASSON, ÉDITEUR
LIBRAIRE DE L'ACADÉMIE DE MÉDECINE
120, BOULEVARD SAINT-GERMAIN
1892

PATHOLOGIE COMPARÉE

DE

L'INFLAMMATION

BIBLIOTHÈQUE DES ANNALES DE L'INSTITUT PASTEUR

LEÇONS

SUR

LA PATHOLOGIE COMPARÉE

DE

L'INFLAMMATION

Faites à l'Institut Pasteur en Avril et Mai 1891

PAR

ÉLIE METCHNIKOFF

Chef de Service à l'Institut Pasteur

Avec 65 figures dans le texte et 3 planches en couleur

PARIS

G. MASSON, ÉDITEUR

LIBRAIRE DE L'ACADÉMIE DE MÉDECINE

120, BOULEVARD SAINT-GERMAIN

1892

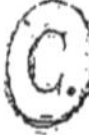

TABLE DES MATIÈRES

QUATRIÈME LEÇON

CINQUIÈME LEÇON

SIXIÈME LEÇON

SEPTIÈME LEÇON

HUITIÈME LEÇON

NEUVIÈME LEÇON

DIXIÈME LEÇON

ONZIÈME LEÇON

DOUZIÈME LEÇON

PRÉFACE

L'esquisse d'une histoire naturelle de l'inflammation, que je présente au lecteur, n'a nullement la prétention d'être un traité complet de la pathologie du processus inflammatoire. Plusieurs points, comme par exemple l'étiologie de la suppuration, si étudiée dans ces derniers temps, ont été exclus à dessein, le but principal de ce livre étant d'établir un lien intime entre la pathologie et la biologie proprement dite.

De même qu'autrefois, en anatomie comparée, on ne visait que l'homme et les animaux supérieurs, en médecine on a fait abstraction jusqu'ici de tous les phénomènes pathologiques qui se passent chez les animaux inférieurs. Et pourtant l'étude de ces animaux, qui nous présentent des conditions bien plus simples et plus primitives que l'homme et les vertébrés, nous fournit pour ainsi dire la clef des phénomènes pathologiques compliqués qui intéressent surtout la science médicale.

L'examen du processus inflammatoire à ce point de vue nous permet de nous faire une idée plus complète et plus sûre de l'essence même de ce phénomène. L'essai que je présente au lecteur ne renferme, il est vrai, que la partie théorique en question ; mais dans ce cas, comme dans tant d'autres, l'élargissement des connaissances théoriques a son retentissement naturel sur les applications pratiques.

Dans la théorie biologique de l'inflammation que je soutiens dans cette étude, il est souvent question de phagocytes. Je dois cependant prévenir le lecteur que la théorie des phagocytes n'est pas exposée tout entière dans cet ouvrage : beaucoup de points de cette théorie rentrent dans les chapitres sur l'immunité, la guérison et l'atrophie, chapitres que j'espère traiter bientôt séparément.

Sauf quelques petites modifications, ces leçons ont été publiées dans la forme qui leur a été donnée dans le cours fait en avril et en mai 1891 à l'Institut Pasteur. Il y a une seule exception à noter. Comme exemple de destruction des bacilles tuberculeux dans l'organisme, j'ai introduit dans la leçon X de ce livre les phénomènes de la résistance des cellules tuberculeuses de la gerbille, au lieu de citer le cas du spermophile, comme cela a été fait dans mon cours. Au lieu de répéter ce qui avait déjà été publié auparavant dans un article spécial, j'ai préféré en rapporter un exemple inédit.

En terminant cette préface j'exprime ma profonde reconnaissance à M. le professeur H. de Lacaze-Duthiers, qui m'a fourni un matériel précieux pour l'étude de l'inflammation des animaux inférieurs, ainsi qu'à mes collègues de l'Institut Pasteur, M. le professeur Duclaux et M. le docteur E. Roux, qui ont mis tant de patience pour m'aider dans la publication de cet ouvrage.

ÉLIE METCHNIKOFF.

Paris, 15 janvier 1892.

PATHOLOGIE COMPARÉE

DE

L'INFLAMMATION

PREMIÈRE LEÇON

SOMMAIRE. — L'infection est une lutte de deux organismes. — Exemple de la Sphærophrya. — Pathologie comparée comme une branche de la zoologie. — Éléments fondamentaux de cette science. Inflammation. — Aperçu des principales théories de ce phénomène. — État actuel de la question. — Nécessité de la méthode comparative pour l'étude de l'inflammation.

Si je me suis décidé à faire quelques leçons sur un sujet qui est du domaine de la pathologie, c'est uniquement en ma qualité de zoologue. Les processus pathologiques les plus importants étudiés, comme on le fait toujours, sur les vertébrés (et encore à partir de la grenouille), présentent déjà une complication telle qu'il devient impossible de les analyser et de les comprendre d'une façon suffisante.

Il n'est point nécessaire de fournir de preuves spéciales pour affirmer que la maladie et les processus pathologiques ont leur évolution comme l'homme et les animaux supérieurs eux-mêmes. Chez tous les organismes, à partir des êtres les plus inférieurs, nous trouvons déjà des maladies infectieuses produites par des parasites appartenant à des groupes différents. Il est donc tout naturel de supposer que ce parasitisme occasionne une série déterminée de troubles dans l'organisme infecté et provoque aussi des phénomènes réactionnels de la part de ce dernier.

Si nous examinons un animal ou une plante au point de vue de leur organisation, nous trouverons que beaucoup de leurs caractères, et des plus saillants, sont adaptés à l'agression ou à la défense. La carapace des écrevisses, la coquille des mollusques, le système dentaire des vertébrés et bien d'autres organes encore sont autant de moyens de la protection des animaux dans leur lutte continuelle. Si nous ne voulions qu'énumérer tous les organes acquis pour servir dans cette lutte, il nous faudrait faire un exposé complet d'anatomie comparée des animaux.

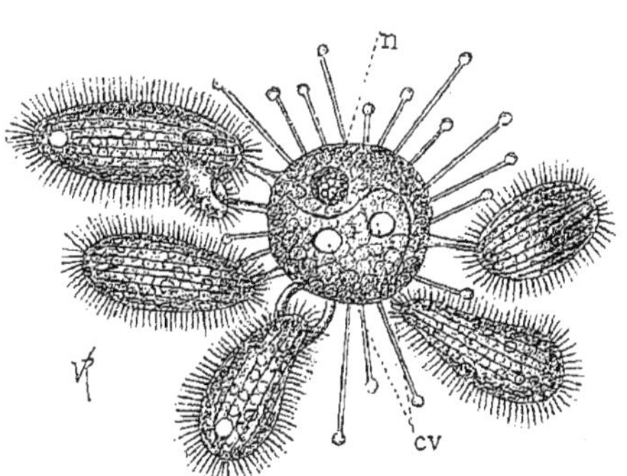

Fig. 1. — *Sphærophrya magna*, d'après Maupas.

Eh bien, l'agression active se transforme facilement en infection. Descendons dans le monde des êtres inférieurs et arrêtons-nous un instant sur les relations biologiques de quelques espèces d'infusoires entre eux. Il se trouve parmi ces animalcules un groupe de suceurs qui dirigent dans toutes les directions leurs trompes, afin d'attaquer les infusoires d'autres espèces et de s'incorporer tout leur contenu (fig. 1). La majorité de ces Acinétiens sont des infusoires fixés sur différents objets qui se trouvent dans les eaux, et ils jouent le rôle de véritables spoliateurs. En les examinant dans leurs manœuvres, on peut expliquer beaucoup de points de leur organisation, comme, d'un autre côté, on peut facilement observer la résistance de la part des infusoires attaqués.

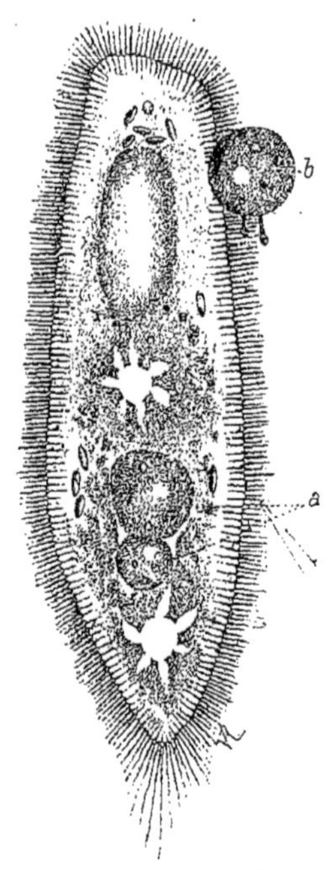

Fig. 2. — *Sphærophrya parameciorum.*
a. Deux sphærophryes parasites.
b. Un individu accolé à la surface.

Parmi ces Acinétiens, il y en a qui se distinguent par leur petite dimension, et par la particularité qu'au lieu d'être fixés sur un objet quelconque et d'attirer leur proie à eux, ils sont libres et se fixent sur le corps d'autres infusoires plus grands qu'eux-mêmes. Les petits Acinétiens percent la cuticule de l'infusoire attaqué et s'introduisent dans son intérieur pour y mener une vie parasitique (fig. 2).

Cet exemple nous montre que des organismes très rapprochés entre eux, deux espèces d'un même genre (*Sphærophrya magna* et *Sphærophrya parameciorum*), peuvent se présenter comme des agresseurs voraces ou encore comme des parasites capables de produire une véritable infection. Si les phénomènes d'agression et de défense qui s'ensuivent font le sujet de recherches zoologiques, les processus, si rapprochés au fond, de l'infection et de la résistance à celle-ci, rentrent également dans le domaine de la zoologie. Il y a seulement cette différence que les phénomènes de la lutte active entre les animaux sautent aux yeux de l'observateur et ont attiré l'attention des naturalistes depuis longtemps, tandis que les phénomènes de l'infection, étant beaucoup plus profonds et cachés, n'ont été étudiés que fort rarement et d'une façon insuffisante.

Une partie de la zoologie doit donc être consacrée à l'étude des adaptations variées d'un organisme animal pour pénétrer et se maintenir dans l'intérieur d'autres espèces animales, et aussi et surtout à l'étude des appareils et des phénomènes de réaction de l'organisme contre l'agression des parasites. Il doit se former ainsi une branche de la zoologie générale, c'est-à-dire la *pathologie comparée des animaux*, qui se distinguerait de la pathologie comparée actuelle sous bien des rapports. Tandis que cette dernière, fondée surtout par les vétérinaires, ne s'applique qu'à l'étude des animaux supérieurs, notamment des mammifères, la véritable pathologie comparée doit comprendre le monde animal en son entier et l'envisager au point de vue biologique le plus général.

Les fondements de la pathologie comparée, envisagée à ce point de vue, ont été posés déjà il y a à peu près un tiers de siècle. Presque en même temps, durant les années 1857 et 1858, fut fondée d'une façon scientifique la théorie de la sélection naturelle, par Darwin et Wallace, la théorie biologique des fermentations, par Pasteur, et la théorie de la pathologie cellulaire, par Virchow. La première de ces théories, qui sert actuellement de base à toute étude biologique, prouva l'évolution généalogique des êtres organisés et expliqua l'adaptation au but.

Elle constata que les caractères utiles seuls survivent dans la lutte pour l'existence, tandis que les caractères nuisibles sont facilement éliminés par la sélection naturelle.

La théorie biologique des fermentations, établie par M. Pasteur avec la découverte du ferment lactique en 1857, et par celle du ferment butyrique en 1861, montra d'un seul coup où il fallait chercher la cause des infections, de sorte que la découverte oubliée du bacille charbonneux fut facilement remise en lumière par Davaine et servit de point de départ à la bactériologie pathologique.

La démonstration faite par M. Virchow du rôle important des cellules de l'organisme dans les processus pathologiques formait un troisième anneau dans cette chaîne de théories biologiques, indispensables pour fonder une véritable pathologie comparée.

Mais, bien que les bases fondamentales de cette science fussent établies depuis plus de trois décades, même en ce moment on n'est pas encore assez prêt à traiter les questions de pathologie générale au point de vue comparé. La preuve en peut être facilement fournie par un examen des doctrines pathologiques régnantes sur les processus morbides les plus importants.

Prenons comme exemple l'*inflammation* qui est universellement reconnue comme le phénomène prédominant dans toute la pathologie. Examinons d'abord les résultats acquis par les méthodes usitées, et tâchons de voir s'il n'y aurait pas avantage à ramener la question de l'inflammation sur le terrain de la pathologie comparée.

Ne pouvant pas faire un exposé détaillé de toutes les théories de l'inflammation, arrêtons-nous un instant sur celles qui ont eu le plus grand retentissement en pathologie et qui, pour la plupart, sont enseignées actuellement.

Pendant longtemps, ce fut le côté le plus extérieur de l'inflammation — la rougeur — qui attirait le plus l'attention des médecins. On était par conséquent bien souvent tenté de considérer l'hyperémie comme l'acte le plus essentiel de l'inflammation et même d'identifier ces deux phénomènes. Les théories de l'inflammation se résumaient donc en une analyse de l'hyperémie que l'on considérait comme provoquée soit par une paralysie des vaso-moteurs (*théorie paralytique*), soit par une contraction spasmodique des artères lésées, accompagnée d'un afflux du sang des parties voisines (*théorie spasmodique*).

Mais bientôt on dut s'apercevoir que l'hyperémie à elle seule n'est point capable de produire une véritable inflammation. On peut souvent observer une hyperémie passagère et même assez durable sans qu'elle aboutisse à une exsudation, qui est nécessaire pour une inflammation typique. Pour expliquer « la tumeur », on imagina donc une action attractive de l'endroit lésé vis-à-vis du sang. Cette théorie prit un sens plus précis dans la conception de M. Virchow d'une suractivité nutritive et reproductive des cellules à l'endroit enflammé, ce qui permettrait la formation d'une grande quantité de cellules de l'exsudat aux dépens des éléments du tissu lésé. L'hyperémie ne présenterait, d'après cette théorie, qu'un phénomène subordonné et tout à fait secondaire.

La preuve définitive que les cellules de l'exsudat inflammatoire proviennent des globules blancs du sang, fournie par Cohnheim, permit d'abord de résoudre d'une façon précise une des questions principales de l'inflammation. Après avoir établi ce fait inébranlable, Cohnheim se rangea à la théorie de M. Samuel, d'après laquelle le point cardinal de toute l'inflammation consisterait en une lésion des vaisseaux, attaqués par la cause irritative. Les vaisseaux enflammés, devenus plus perméables, permettraient le passage des liquides et des globules du sang d'une façon purement passive. Ces parties exsudées se réuniraient dans l'endroit de la moindre résistance, produisant la tumeur inflammatoire.

D'après cette théorie, les tissus de l'endroit lésé, ainsi que l'hyperémie et les phénomènes nerveux vasomoteurs ne joueraient qu'un rôle de très peu d'importance. Quoique certains points de cette théorie aient rencontré des objections plus ou moins graves, elle est néanmoins acceptée, surtout en Allemagne, par la plupart des pathologistes contemporains qui formulent des vues générales sur l'ensemble des phénomènes inflammatoires. Souvent on l'admet d'une façon générale, en insistant en même temps sur l'importance des phénomènes survenant dans les tissus lésés et les appareils vaso-moteurs. Ne pouvant point rattacher ces lésions par un lien commun, on se contente simplement d'énumérer les changements dus à l'inflammation et siégant dans les tissus et le système vasculaire.

M. Ziegler (1), l'auteur du traité d'anatomie pathologique le plus répandu actuellement, avoue dans son chapitre « sur la définition de l'inflammation » qu'une définition précise de ce phénomène ne pourrait être faite. Voici comment il s'exprime à ce sujet : « La notion « inflammation » comprend toute une série de phénomènes, qui se passent en partie dans l'appareil circulatoire, en partie dans les tissus, se combinant entre eux d'une façon variée. Comme il ne s'agit pas ici d'un phénomène unique, une définition brève et précise de l'inflammation devient impossible. Alors même que l'on ne considérerait comme caractéristiques du processus inflammatoire que certains phénomènes, tels que ceux qui passent dans l'appareil circulatoire, leur définition n'épuiserait nullement la notion de l'inflammation. » Après quoi, M. Ziegler se contente d'une description sommaire des changements produits par l'inflammation.

D'après M. Recklinghausen (2), il est « pour le moment impossible de déterminer le *primum movens*,

(1) *Lehrbuch der patholog. Anatomie*, 6e édition, t. I, 1889, p. 186.
(2) *Handbuch d. allgemeinen Pathologie des Kreislaufs*, 1883, p. 198.

le point de départ des changements, c'est-à-dire le siège de la première lésion », de sorte que pour lui aussi il ne reste autre chose que la description détaillée et soigneuse des phénomènes inflammatoires.

La définition de l'inflammation, donnée par MM. Cornil et Ranvier (1), énumère simplement les actes de ce processus pathologique. Ils la définissent comme une « série de phénomènes observés dans les tissus ou dans les organes, analogues à ceux produits artificiellement sur les mêmes parties par l'action d'un agent irritant physique ou chimique ».

Afin de simplifier la question qui se présentait comme trop compliquée et difficile, on a cherché depuis longtemps des parties de l'organisme privées de vaisseaux et dans lesquelles les phénomènes inflammatoires dans les tissus pourraient être observés isolément. On concentra son attention sur les cartilages, l'épiploon et surtout sur la cornée. Des changements observés dans les cellules de ces organes, on a déduit que les troubles vasculaires n'étaient point indispensables pour produire des phénomènes inflammatoires dans les tissus.

Ces changements se traduisent par une prolifération des cellules locales et par leur retour à « l'état embryonnaire ».

En faisant ses recherches sur la cornée, Cohnheim démontra l'intervention vasculaire dans la kératite expérimentale, et prouva l'immigration dans le foyer inflammatoire des leucocytes provenant tantôt du

(1) *Manuel d'histologie pathologique*, 2e éd., I, p. 94.

bord de la cornée, tantôt de la conjonctive. Ces résultats démontrèrent en même temps que les tentatives pour éliminer l'influence vasculaire même dans les organes des animaux supérieurs les plus dépourvus de vaisseaux, étaient purement illusoires.

On chercha alors à faire rentrer dans le cycle des phénomènes inflammatoires les changements produits dans l'intérieur des cellules mêmes et on rétablit la théorie de l'inflammation parenchymateuse de Virchow. En élargissant ainsi de beaucoup le domaine de l'inflammation, on essaya de lui rattacher aussi les phénomènes dégénératifs aigus des cellules, comme l'a fait M. Brault (1) dans ces dernières années.

On voit bien que la préoccupation principale des pathologistes était, dans cette dernière période, concentrée sur le rôle respectif du système vasculaire et des éléments locaux des tissus. La discussion sur la provenance des cellules inflammatoires aux dépens des globules blancs du sang ou à la suite de la prolifération des cellules locales a été revivifiée par la découverte des phénomènes de karyokinèse, qui permirent de résoudre beaucoup de problèmes pendants sur la formation et la dérivation des cellules. Tout dernièrement encore, nous avons pu assister à la polémique qui a surgi à ce propos entre M. Grawitz (2), élève zélé de M. Virchow, qui soutient qu'une grande partie des globules de pus se forment aux dépens des cellules du tissu conjonctif, et M. Weigert (3), élève

(1) *Étude sur l'inflammation*. Paris, 1888, p. 34.
(2) *Deutsche medicinische Wochenschrift*, 1889, n° 23.
(3) *Fortschritte der Medicin*, 1889, n°s 15 et 16.

fidèle de COHNHEIM, qui confirme la thèse principale de ce pathologiste sur la dérivation des cellules inflammatoires des leucocytes immigrés à travers les parois des vaisseaux.

La découverte des phénomènes kariokynétiques permit de constater d'une façon rigoureuse la division très fréquente des cellules locales dans les foyers inflammatoires. Mais tandis que les partisans de la doctrine de M. VIRCHOW en voulurent conclure le rôle de ces éléments locaux dans la formation de la tumeur inflammatoire, les défenseurs des idées de COHNHEIM ne virent dans ces divisions cellulaires que des phénomènes purement réparateurs, servant à réparer les dommages produits par la lésion primaire. En acceptant de plus en plus ce dernier point de vue, on est arrivé à une distinction de deux catégories de phénomènes dans l'inflammation : d'abord l'inflammation proprement dite, c'est-à-dire la lésion des parois vasculaires et autres troubles provoqués par le corps irritant et ensuite la réparation, qui consiste dans la régénération des tissus manquants et dans la formation de la cicatrice. C'est M. ROSER (1) qui est allé le plus loin dans cette voie, affirmant que l'inflammation est une véritable maladie, due à l'infection des microbes, tandis que les phénomènes réparateurs constituent la guérison de l'inflammation. Pour M. ROSER, il est même impossible « de donner une définition unique de l'inflammation, tant que sous ce nom on continue à réunir les phénomènes les

(1) *Entzündung und Heilung*. Leipzig, 1886, pp. 9, 11, etc.

plus hétérogènes, tels que des maladies infectieuses et les processus de guérison ».

Mais, à côté de cette manière d'envisager l'inflammation, il s'est produit depuis longtemps un mouvement dans le sens contraire. Au lieu de séparer les phénomènes inflammatoires en deux catégories distinctes d'une façon fondamentale, on a tâché de les considérer tous comme présentant une réaction salutaire contre une cause nuisible quelconque. D'après cette doctrine, non seulement la régénération et la cicatrisation, mais aussi les phénomènes primaires de l'inflammation, tels que l'émigration et le changement des parois vasculaires seraient des actes réparateurs servant à pallier le mal produit par la cause irritante. Cette théorie, exprimée d'une façon bien nette par L. Sachs, il y a plus de cinquante ans, fut renouvelée à plusieurs reprises. Soutenue par M. Buchner (1) d'une façon générale, elle a été développée dernièrement par M. Neumann (2) qui affirme que l'inflammation véritable ne survient que dans les cas où il y a eu une lésion primaire des tissus. Voici la définition de l'inflammation qu'il essaie d'introduire. « Sous ce nom nous devons envisager la série des phénomènes locaux qui se développent à la suite des lésions primaires des tissus (*laesio continui ou nécrose*) et tendent à les guérir.» (*L. c.*, p. 363.)

On voit, d'après cet aperçu de l'état actuel des connaissances de l'inflammation, que ce phénomène,

(1) *Prophylactische Therapie der Lungentuberkulose*, 1882.

(2) *Ueber den Entzündungsbegriff, Beiträge zur pathologischen Anatomie de Ziegler*, vol. V, 1889, p. 347.

étant excessivement compliqué et variable dans ses manifestations, ne peut être suffisamment étudié par les méthodes usitées, malgré tout le soin apporté par les chercheurs. On comprend donc pourquoi plusieurs savants comme, par exemple, M. Thoma (1), ont proposé la suppression définitive du terme « inflammation ».

Malgré des tentatives fréquentes pour simplifier les conditions de l'expérimentation, et éliminer certains facteurs de ce processus compliqué, on n'a obtenu de résultat solide qu'en ce qui concerne l'élévation de la température. En étudiant l'inflammation chez les grenouilles on a bien vu qu'il s'agit ici d'une véritable inflammation quoiqu'un des quatre facteurs classiques (dolor, calor, rubor, tumor), la chaleur, fasse complètement défaut. Ce résultat fut obtenu d'une façon très simple parce qu'on s'est adressé à un animal « à sang froid », incapable de produire de la chaleur en quantité appréciable. Le caractère inflammatoire des phénomènes en question chez ces animaux est tellement clair que personne n'a été choqué de voir appliquer le mot « d'inflammation » dans un cas où justement il n'existe aucun échauffement, où le terme ne peut être pris dans son sens étymologique.

On a choisi la grenouille à cause du grand avantage que présente cet animal au point de vue purement technique, sans avoir conscience qu'on avait recours à une méthode de pathologie comparée. Eh bien, il faut continuer dans cette voie et descendre en-

(1) *Berliner klinische Wochenschr.*, 1886.

core plus bas pour éliminer d'autres facteurs de l'inflammation et simplifier l'étude de ce phénomène.

Nous avons vu plus haut que les tentatives pour obtenir une inflammation sans l'intervention des vaisseaux ont échoué parce que, même dans les tissus les plus isolés des animaux supérieurs, on ne peut guère éliminer le rôle de l'appareil circulatoire. Pour obtenir un résultat positif il faut s'adresser au groupe si nombreux d'animaux invertébrés, parmi lesquels il ne manque pas d'êtres complètement dépourvus de vaisseaux.

La méthode comparative a déjà rendu bien des services, et non seulement dans le domaine des sciences naturelles proprement dites, mais même dans l'étude des phénomènes les plus compliqués. Ainsi la psychologie a tiré un grand avantage de l'examen des actes psychiques des animaux les plus simples, et même les sciences sociales, comme l'ethnologie ou l'économie politique, ont souvent besoin de descendre dans leurs investigations jusqu'aux races les plus inférieures. La pathologie est restée presque seule à ignorer la méthode comparative, quoiqu'elle ait affaire à des phénomènes très compliqués sous beaucoup de rapports, et que c'est elle justement qui devrait profiter le plus de ce moyen pour élargir le cadre de ses investigations.

Ainsi posée, la question pourrait donc être formulée de la façon suivante : Est-ce que les facteurs (traumatisme, infection) qui provoquent chez l'homme et les animaux supérieurs la série des phénomènes inflammatoires, produisent quelque chose d'analogue chez les vertébrés inférieurs, comme l'Amphioxus ou les invertébrés ? La présence d'un système circulatoire est-elle indispensable pour provoquer une inflammation ou bien ce phénomène s'accomplit-il aussi chez les animaux privés de vaisseaux? Comment se comporte le système nerveux dans ce cas? Est-il en général nécessaire, pour produire l'inflammation, que l'animal possède déjà un certain nombre d'organes différenciés, ou bien suffit-il qu'il soit composé d'une accumulation de cellules non différenciées? Peut-on trouver quelque chose d'analogue à l'inflammation dans le règne végétal? Les organismes unicellulaires présentent-ils des phénomènes inflammatoires? Nous essaierons dans les leçons suivantes de traiter à part chacune de ces questions.

DEUXIÈME LEÇON

SOMMAIRE. — Les êtres unicellulaires sont-ils sujets au traumatisme et aux infections? — Mérotomie des amibes et des infusoires. — Lésions de la Vaucheria. — Épidémie des amibes, occasionnée par la Microsphæra. — Digestion intracellulaire des protozoaires. — Digestion des bactéries. — Épidémies des infusoires : maladie du noyau et du nucléole. — Division des paramécies infectées et leur moyen de se débarrasser du parasite. — Acinétiens. — Chytridinées.

Demandons-nous d'abord si les êtres unicellulaires, si nombreux dans les milieux qui nous environnent, sont sujets aux maladies infectieuses et s'ils sont sensibles aux causes qui provoquent chez nous une inflammation plus ou moins considérable, et examinons ensuite les changements que ces facteurs produisent chez ces organismes inférieurs.

Une lésion traumatique, même peu importante, provoque inévitablement, chez l'homme et les animaux supérieurs, la série des phénomènes typiques de l'inflammation. Chez les êtres unicellulaires, les choses se passent d'une façon bien plus simple. Si on coupe une amibe en deux morceaux, il ne se forme même point de plaie le long de la section, car les bords se réunissent immédiatement après le passage du tranchant (fig. 3, 4). Il se produit deux amibes nouvelles, dont celle qui a gardé le noyau primitif continue à croître et à se comporter comme un être normal, tandis que l'autre moitié, privée du noyau, périt au bout d'un temps plus ou moins long (1). Les êtres protoplasmiques inférieurs renfermant plusieurs noyaux,

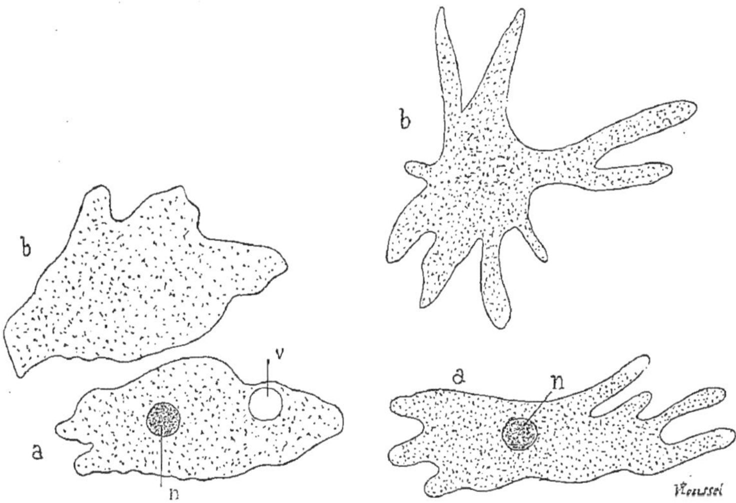

FIG. 3. — Une Amibe immédiatement après la section en deux parties.
a. Moitié avec le noyau *n*; *b*. moitié sans noyau; *v*. vacuole contractile.
(D'après BRUNO HOFER.)

FIG. 4. — La même Amibe cinq minutes après la section.
(D'après BRUNO HOFER.)

comme par exemple l'actinophrys, peuvent être divisés en plusieurs morceaux, dont chacun se régénère au bout d'un temps très court, pourvu qu'il se trouve dans son intérieur un fragment du noyau (2).

(1) V. BRUNO HOFER, *Experimentelle Untersuchungen üb. d. Einfluss des Kerns auf das Protoplasma*, dans *Jenaische Zeitschrift für Naturwissenschaft*, vol. XXIV, 1889, p. 109, pl. IV et V.

(2) K. BRANDT, *Ueb. Actinosphaerium Eichhornii*, 1877, p. 30.

Chez les infusoires, qui en général présentent une plus grande différenciation de leur protoplasme, la section par un instrument tranchant provoque une véritable plaie, qui met à nu le plasma intérieur. Mais peu de temps après, les bords de la couche périphérique recouvrent la plaie et, en sécrétant une nouvelle cuticule, achèvent la cicatrisation (fig. 5). Ces phénomènes se passent à peu près de la même façon

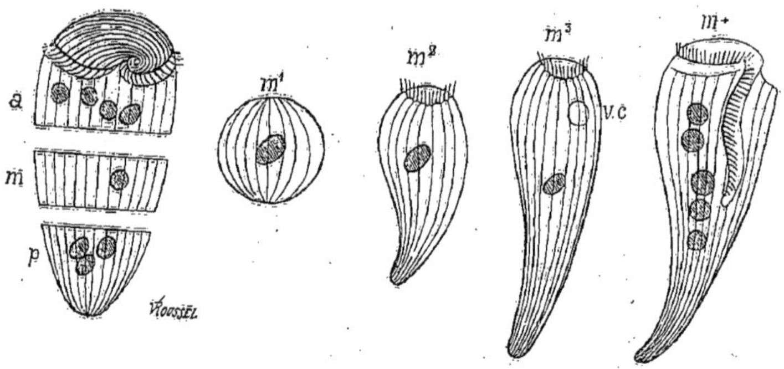

FIG. 5. — Mérotomie du *stentor*.
a. Tronçon antérieur; *m*. tronçon médian: *p*. tronçon postérieur.
m^1, m^2, m^3, m^4, Stades de régénérescence du tronçon médian.
(D'après BALBIANI.)

sur les tronçons munis ou dépourvus du noyau. Seulement chez les premiers la régénération complète s'opère au bout de peu de temps (souvent en moins de 24 heures), tandis que les derniers s'atrophient graduellement et finissent toujours par mourir. M. BALBIANI(1), qui a publié un travail important sur la mérotomie des infusoires, pense même que la cicatrisation ne se fait d'une façon complète que chez les tronçons pourvus de noyau, ce dernier exerçant une influence

(1) *Recherches expérimentales sur la mérotomie des infusoires ciliés*, dans *Recueil zoologique suisse*, t. V. 1888.

manifeste sur la sécrétion de la cuticule. Chez quelques espèces, comme le *Trachelius ovum*, l'ectoplasma des segments séparés recouvre la plaie immédiatement après la section, et les tronçons, munis de noyau, se régénèrent en moins de cinq heures.

Les plantes unicellulaires peuvent également subir des lésions profondes sans que ces organismes périssent nécessairement. Ainsi HANSTEIN (1) a observé qu'en coupant ou en écrasant une partie de l'algue unicellulaire *Vaucheria* il n'y a que la partie lésée qui meurt, tandis que le reste de la cellule guérit en sécrétant une couche cuticulaire sur la surface malade et en formant une sorte de séquestre.

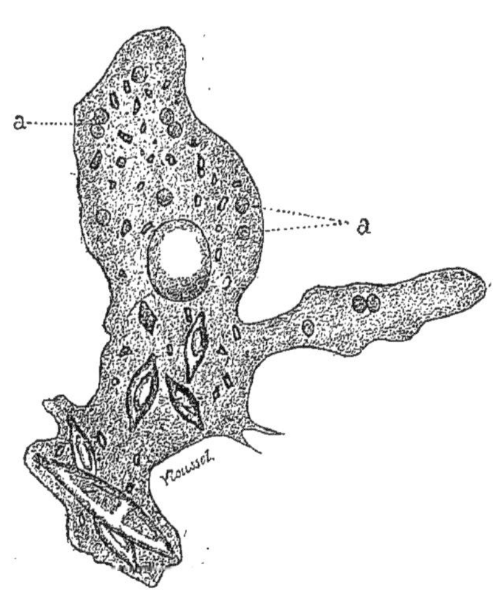

FIG. 6. — Amibe au début de l'infection par la *Microsphæra* (*a*).

Dans ces phénomènes chez les organismes inférieurs, il s'agit donc simplement d'une régénération plus ou moins complète et facile. Mais en dehors du traumatisme, c'est l'infection qui provoque le plus souvent l'inflammation. Or, les maladies infectieuses sont très fréquentes parmi les protozoaires et les plantes unicellulaires. Même leurs représentants les

(1) V. FRANK, *Die Krankheiten der Pflanzen*, 1880, I, p. 97.

plus inférieurs sont quelquefois sujets aux infections.

Ainsi j'ai observé chez les amibes une épidémie produite par un organisme très simple, en forme de cellule ronde, muni d'une mince enveloppe et d'un noyau et capable de se multiplier par division. La grande *Amocba*, à pseudopodes arrondis, qui se nourrit de diatomées, renferme quelquefois, à côté de ces algues brunes, un petit nombre de ces cellules rondes (fig. 6), que je désignerai sous le nom de *Microsphæra*. Les mouvements protoplasmiques, ainsi que l'attitude générale de l'amibe, restent normaux et ne permettent point de soupçonner un état maladif de ce rhizopode. L'observation suivie démontre pourtant que, tandis que les diatomées englobées subissent des altérations digestives, les microsphères se divisent sans entrave dans l'intérieur du protoplasma de l'amibe. Cette dernière rejette les diatomées et devient de moins en moins mobile, manifestant ainsi un état de malaise, tandis que le protoplasma est rempli par les microsphères (fig. 7). Envahie par le parasite, l'amibe périt fatalement.

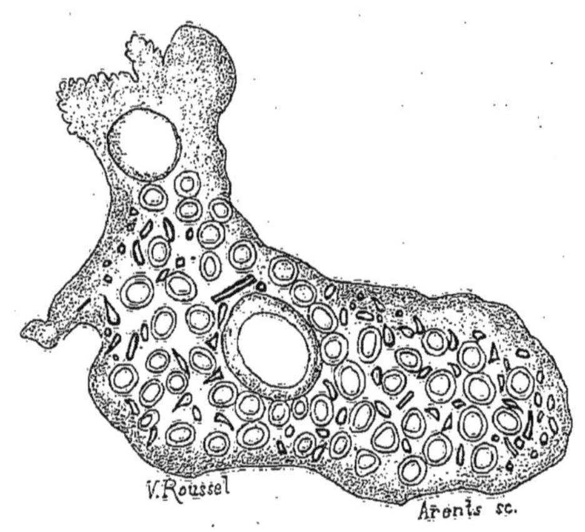

FIG. 7. — Une Amibe mourante, remplie de microsphères parasitiques.

Le cas est intéressant parce qu'il nous montre

qu'un organisme, composé presque uniquement d'un protoplasma digérant facilement le contenu des diatomées, peut être infecté par un être tout à fait chétif en apparence, mais pourtant capable de résister à l'influence digestive de l'amibe et d'amener sa mort. Pour expliquer ce fait il faut invoquer une propriété du parasite grâce à laquelle il produirait dans l'intérieur de l'amibe quelque substance protectrice pour la microsphère et toxique pour l'amibe.

L'infection s'est donc développée malgré la pro-

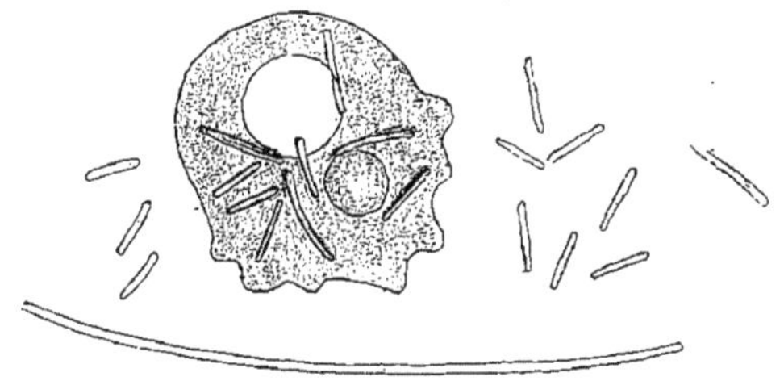

FIG. 8. — Une Amibe vivant au milieu des bacilles, dont elle a englobé un certain nombre.

priété si prononcée de digestion intracellulaire des amibes. Si on observe le monde des protozoaires de plus près, on acquiert la conviction que cette fonction digestive doit jouer un grand rôle dans les relations réciproques des êtres inférieurs. Beaucoup de rhizopodes et d'infusoires vivent dans des milieux peuplés par une foule d'autres organismes unicellulaires et entre autres de bactéries. Ces dernières, qui se multiplient si rapidement, fournissent leur nourriture à beaucoup de protozoaires. Ainsi différentes amibes s'incorporent des bacilles, qui subissent dans leur protoplasma des transformations déterminées. Sans changer leurs contours, ces bacilles acquièrent la propriété d'absorber facilement des solutions de vésuvine qui ne colorent point les bacilles vivant dans le milieu extérieur (fig. 8). Puisque des changements tout à fait semblables s'observent aussi dans l'intérieur des vorticelles et d'autres infusoires qui se nourrissent de bactéries, il est évident qu'ils sont dus à une influence digestive du contenu des protozoaires. Cette conclusion se trouve en parfait accord avec les observations de M. B. Hofer (1) sur la digestion des amibes, puisqu'il a démontré que plus la nourriture est altérée dans l'intérieur de ces rhizopodes, plus elle se colore par les couleurs d'aniline.

Souvent on a occasion d'observer comment des monades flagellées englobent des filaments de leptotrix plusieurs fois aussi longs qu'elles-mêmes (fig. 9), et finissent par les incorporer dans l'intérieur de leurs vacuoles digestives (fig. 10). Quelquefois on peut poursuivre dans l'intérieur d'un infusoire tous les changements des bactéries englobées, comme dans le cas de digestion de la sulfobactérie Thio-

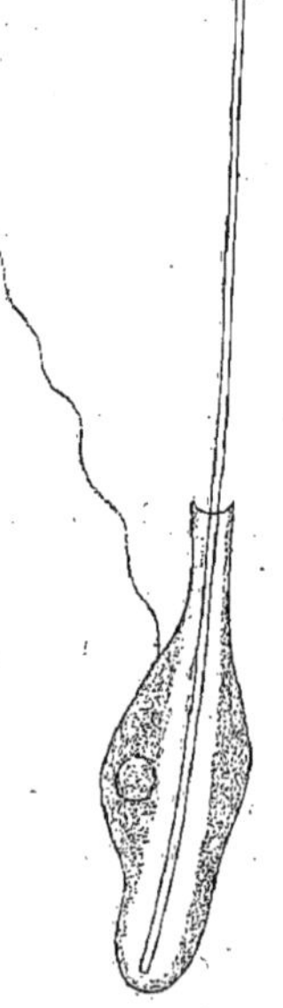

Fig. 9. — Une Monade en train d'englober un filament de Leptotrix.

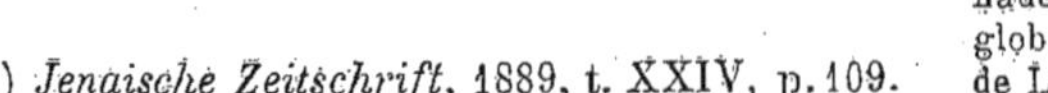

(1) *Jenaische Zeitschrift*, 1889, t. XXIV, p. 109.

cystis par le Stentor, observé par M. Le Dantec (1).

Il est donc évident que la propriété digestive du protoplasma des protozoaires doit s'opposer à l'invasion de ces animaux par des êtres inférieurs, et que ce n'est que dans des cas tout à fait particuliers que ces derniers peuvent vivre en qualité de parasites dans le corps des rhizopodes et des infusoires. Puisque j'ai déjà mentionné une maladie infectieuse des premiers, je passerai à une affection épidémique des infusoires ciliés.

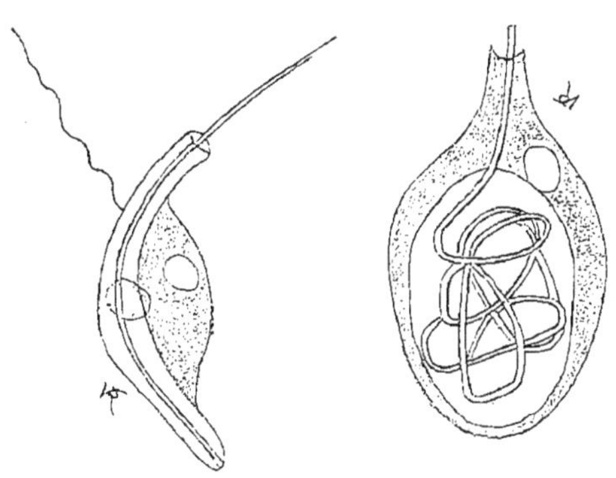

Fig. 10. — Englobement du Leptotrix par une Monade.

Depuis longtemps on a signalé dans le noyau de plusieurs espèces d'infusoires, notamment chez les paramécies, la présence de bâtonnets très minces que J. Muller, qui en fit la découverte, envisagea comme des spermatozoïdes. Étudiés par plusieurs autres observateurs, notamment par MM. Balbiani et Bütschli, ces corps furent reconnus pour des parasites bactériens. En réalité il s'agit ici d'organismes qui se distinguent sûrement des bactériacées et appartiennent à un groupe spécial, composé de plusieurs espèces. Les unes se développent dans le noyau, dont elles

(1) *Recherches sur la digestion intracellulaire*. Lille, 1891, p. 53.

remplissent tout le contenu, tandis qu'une autre n'attaque que le nucléole (fig. 11). Le parasite dans son état végétatif présente des formes de cellules allongées fusiformes ou en bâtonnets qui se multiplient par division transversale et donnent parfois des bourgeons. Arrivés à leur état définitif les parasites se transforment en spores bizarres, rappelant par leur aspect général tantôt des bacilles, tantôt des spirilles (1).

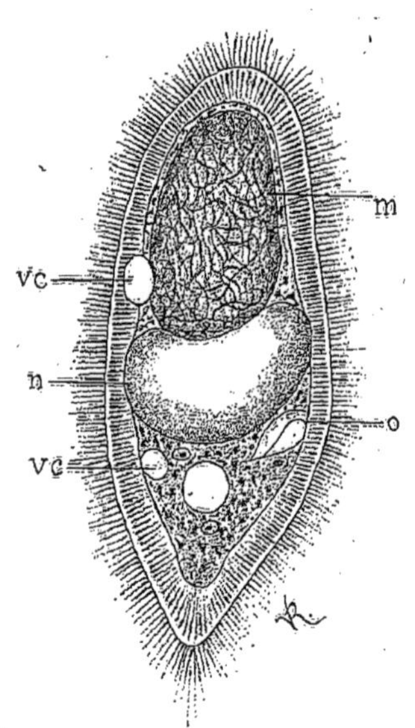

Fig. 11. — Paramécie dont le nucléole est rempli de parasites.

o. Bouche ; *n*. Noyau ; *m*. Nucléole malade ; *v c*. Vésicule contractile.

Malgré leur abondance dans des organes aussi précieux que le noyau et le nucléole, les infusoires infectés restent capables de se diviser, quoique l'état d'épuisement dans lequel ils tombent les fasse souvent périr. Lors du processus de division de la paramécie infectée, un certain nombre de parasites s'échappe du contenu nucléaire et parvient dans le protoplasme de l'infusoire, d'où il est rejeté comme n'importe quel corps avalé et indigeste. En se débarrassant ainsi, à chacune de ses divisions, d'une partie des parasites, la paramécie, placée dans des circonstances exceptionnellement favorables,

(1) Voir le travail de M. Hafkine, fait à mon instigation dans mon laboratoire et publié dans les *Annales de l'Institut Pasteur*, t. IV, 1890, p. 148.

comme dans les expériences de M. Hafkine, produit des générations successives d'infusoires infectés, capables cependant de guérir complètement.

En introduisant des paramécies dans des tubes capillaires contenant des spores de parasite, M. Hafkine n'est jamais parvenu à produire l'infection, parce que l'infusoire, qui avalait un certain nombre de spores, les entourait par des vacuoles nutritives (fig. 12, 13), et les rejetait comme n'importe quelle substance excrémentitielle. Il est évidemment nécessaire, pour que la

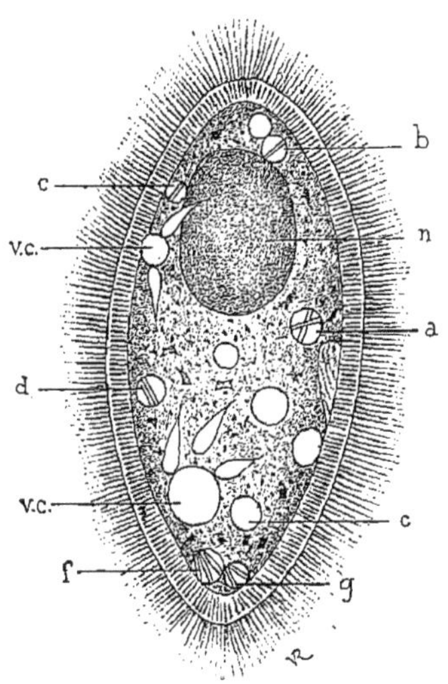

Fig. 12. — Une Paramécie qui a englobé des spores du parasite.
a, b, c, d, e, f, g. Spores entourées par une vacuole ; *n.* noyau ; *v.c.* vésicule contractile.

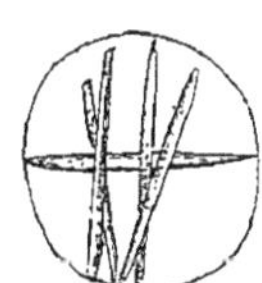

Fig. 13. — Une Vacuole très grossie, renfermant des spores.

spore puisse germer, qu'elle évite l'action digestive et expulsive du protoplasma de l'infusoire et parvienne à l'intérieur du noyau ou du nucléole, organes incapables de digestion.

Nous voyons donc que dans cet exemple, comme dans la maladie des amibes, le microbe, pour infecter le protozoaire, doit nécessairement lutter contre le pouvoir du protoplasma de rejeter ou de digérer le parasite. Il en est de même dans tous les cas où nous trouvons l'envahisseur logé dans l'intérieur du contenu digestif d'un infusoire.

Parmi les maladies infectieuses de ces protozoaires, le plus grand nombre est sans doute provoqué par le parasitisme d'infusoires suceurs, ou acinétiens, dont j'ai déjà fait mention dans la première leçon.

Malgré la finesse de leur cuticule, ces parasites résistent parfaitement à l'action digestive du contenu de leurs hôtes, dont plusieurs (comme les Stylonychies) se distinguent par leur voracité et la facilité avec laquelle ils digèrent leur proie. Comme nous l'avons déjà mentionné plus haut, les jeunes acinétiens se fixent sur la surface du corps d'autres infusoires et pénètrent dans l'endoplasma de ceux-ci à l'aide de mouvements actifs. Parvenus dans la masse centrale de leurs hôtes les parasites croissent notablement, se divisent et donnent quelquefois un grand nombre (jusqu'à 50 et plus) d'individus jeunes, dont quelques-uns s'échappent du corps de l'infusoire pour en atteindre un autre, après une période de vie libre.

Pour se maintenir dans l'intérieur du protoplasma des infusoires, les acinétiens doivent exercer quelque influence paralysante sur l'action digestive. Il est probable que ces parasites sécrètent quelque substance toxique, parce qu'on a vu souvent divers infusoires tomber dans un état de paralysie et mourir à la suite des attaques des acinétiens libres (1).

(1) Pour le résumé des connaissances actuelles sur les acinétiens, v. Bütschli, Protozoa, dans *Bronn's Classen u. Ordnungen des Thier-Reichs*, III, 1889, pp. 1823 et 1842.

En végétant dans l'intérieur des infusoires, les acinétiens parasitiques provoquent une dégénérescence du noyau, qui se fragmente en grains ronds. Mais souvent ces parasites n'occasionnent pas la mort de leurs hôtes, qui conservent même leur faculté de se multiplier. Bien plus dangereuses pour les organismes unicellulaires sont les infections produites par les champignons inférieurs du groupe des *Chytridiens*. Seulement ces parasites attaquent le plus souvent les protozoaires, qui ne digèrent point de nourriture solide, mais se nourrissent par voie de diffusion, ou bien

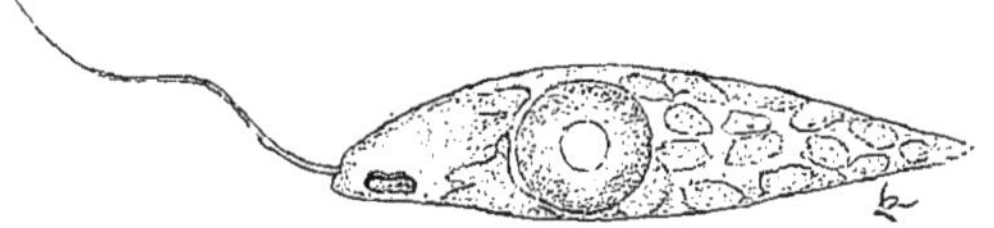

Fig. 14. — Euglène verte, renfermant un Chytridien.

encore les infusoires capables de digestion intracellulaire, mais précisément dans leur état de repos ou kyste, pendant lequel il ne se fait pas de digestion. Les chytridiens intracellulaires pénètrent dans l'intérieur du protozoaire, y prennent la forme d'une cellule ronde, immobile, absorbent la substance de l'hôte, qui finit par mourir, tandis qu'eux-mêmes donnent des zoospores.

Prenons comme exemple le chytridien qui envahit si souvent l'Euglène verte et qui a déjà été découvert par M. Klebs (1). Parmi ces flagellés, qui abondent dans

(1) *Untersuchungen aus d. botan. Institute in Tübingen*, t. I, 1883. Voir aussi Hafkine, *Annales des sciences naturelles; zoologie*, 1886, pp. 330, 336, etc.

les eaux stagnantes, on rencontre des individus en apparence tout à fait bien portants, qui renferment dans leur contenu un corps rond, muni d'un noyau et d'une enveloppe très mince (fig. 14). Peu à peu ce corps étranger grandit et se divise en un grand nombre de petites cellules, qui se transforment en zoospores coniques (fig. 15). Les zoospores percent l'euglène et s'échappent dans l'eau environnante. Pendant le cours de cette évolution le flagellé présente des signes incontestables de maladie. Les chromatophores vertes se résorbent rapidement et l'euglène devient anémique au plus haut degré. Son contenu subit en même temps une dégénérescence pigmentaire qui s'accuse par la formation de granulations brunes éparses dont le nombre devient de plus en plus considérable. Après que le parasite a atteint le stade des zoospores, l'euglène périt par suite de cette infection.

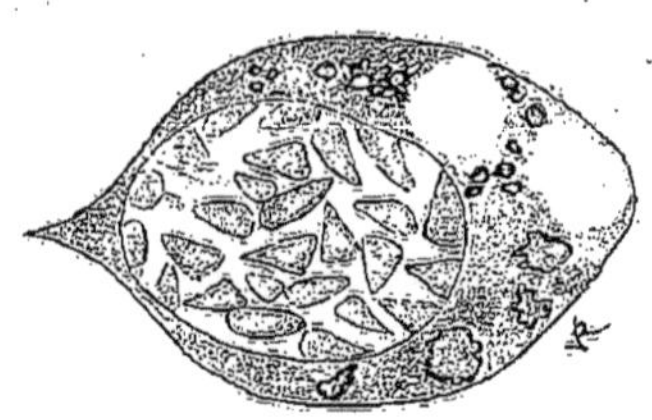

FIG. 15. — Euglène, remplie de zoospores du Chytridien.

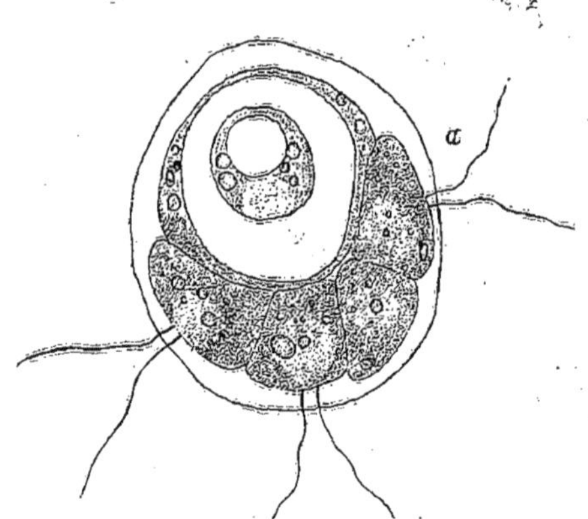

FIG. 16. — *Pandorina*, dont une cellule est atteinte par un *Olpidium*.

L'état de kyste, dans lequel l'euglène verte est enveloppée d'une gaine, semble la préserver contre l'attaque du chytridium, car celui-ci ne se trouve que dans les euglènes mobiles. Par contre, les kystes de ce flagellé sont souvent envahis par le *Polyphagus Euglenæ*, représentant d'un autre genre des chytridiacées.

Les flagellés coloniaux sont non moins sujets aux infections, produites également par des chytridiacées.

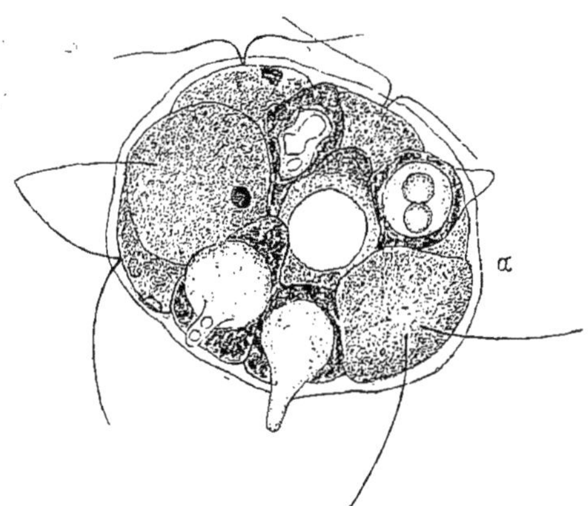

FIG. 17. — Une autre *Pandorina* avec cinq cellules attaquées.

La *Pandorina morum* (un représentant des volvocinés) est souvent attaquée par un *Olpidium*, dont la présence dans l'intérieur du corps du flagellé provoque la sécrétion d'un liquide qui se réunit en une vacuole (fig. 16). La cellule du parasite, petite et transparente, augmente de volume aux dépens de son hôte, et s'imprègne de granulations graisseuses entre lesquelles apparaissent des vacuoles transparentes. Bientôt l'envahisseur pousse un prolongement conique qui perce la cellule de la pandorina (fig. 17, 18) et continue le conduit par lequel s'échappent les zoospores, produites à la suite d'une segmentation du contenu du parasite. D'autres fois le parasite, sans donner de zoospores, sécrète une enveloppe épaisse et se transformes en kyste.

La cellule envahie subit, comme l'euglène, une dégénérescence pigmentaire et finit toujours par mourir et se déchirer en lambeaux. Par contre, ses alliées, même les plus voisines, ne présentent aucun trouble. Elles conservent leur mobilité parfaite, manifestent

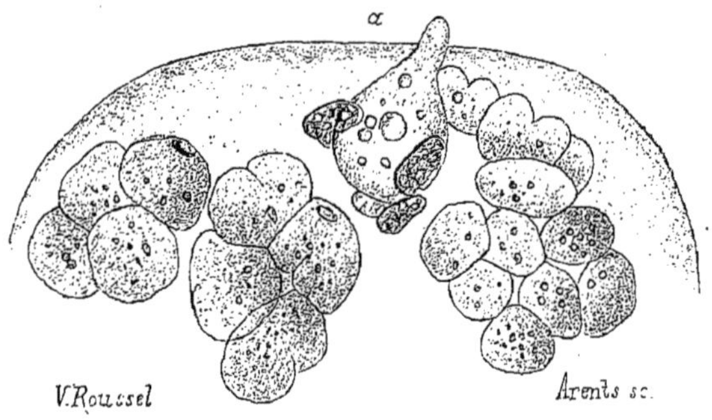

Fig. 18. — Une partie d'une *Pandorina* atteinte ; et le Zoosporange du parasite *a*.

la pulsation des vacuoles contractiles et se divisent d'une façon absolument normale (fig. 18). La maladie et la mort d'un et même de la plupart des seize membres de la colonie n'affecte nullement les individus qui ont échappé au parasite.

Cet aperçu des lésions artificielles et des maladies infectieuses des organismes unicellulaires nous montre d'abord l'insuffisance de nos connaissances actuelles sur ces questions. En même temps il nous fournit une base pour apprécier le caractère général de ces phénomènes. Dans ceux qui suivent les lésions c'est-surtout la propriété de régénération complète qui nous frappe. Nous avons vu qu'un segment détaché peut acquérir sa forme normale au bout de très peu de temps, quelques heures ou même quelques minutes après la section.

Après ce qui a été dit dans le premier chapitre on peut avancer d'une façon générale que les relations des protozoaires avec les organismes qui les infectent se résument en une lutte entre ces deux êtres vivants. Les parasites ne sont souvent autre chose que des organismes voraces qui, à cause de leurs faibles dimensions, n'attaquent point leur proie directement, mais s'introduisent dans l'intérieur des protozoaires qui leur fournissent la nourriture. Cette étroite parenté des parasites avec des carnassiers s'accuse non seulement chez les acinétiens, mais aussi chez les flagellés parasites, voisins des vampirelles et autres organismes voraces. Seulement, dans les cas d'infection, la lutte se complique et devient de plus en plus indirecte. Le parasite attaque en sécrétant des substances toxiques ou dissolvantes et se défend en paralysant l'action digestive et expulsive de son hôte. Celui-ci exerce une influence nocive sur l'agresseur en le digérant ou l'éliminant de son corps, et se défend lui aussi par les sécrétions dont il s'enveloppe.

Quoique tous ces phénomènes n'entrent point dans le cadre de la lutte pour l'existence dans le sens strictement darwinien (c'est-à-dire de la concurrence entre les individus de la même espèce pour survivre et produire une descendance mieux adaptée), néanmoins ils se rattachent plus ou moins directement à la lutte immédiate entre les représentants des divers groupes d'organismes. Dans cette lutte un rôle important incombe à la digestion intracellulaire, si répandue chez les rhizopodes et les infusoires et qui ne fait même point défaut chez les protozoaires se nourrissant par voie osmotique.

TROISIÈME LEÇON

SOMMAIRE. — Plasmode. — Piqûre par un tube de verre. — Cautérisation avec une baguette chauffée. — Excitations chimiques. — Trophotrophisme. — Chimiotaxie.

Accoutumance du plasmode. — Rôle de la chimiotaxie négative. — Répulsion vis-à-vis des bactéries. — Digestion des bactéries par le plasmode. — Sensibilité du plasmode.

Végétaux immobiles et privés de digestion intracellulaire véritable. — Nécrose et régénération. — Expériences de Waldenburg. — Rôle de la membrane. — Recherches de De Bary sur la *Peziza sclerotiorum*. — Tumeurs des plantes.

En passant maintenant à l'examen des phénomènes pathologiques chez les organismes polycellulaires, nous devons nous arrêter tout d'abord à un groupe très important sous beaucoup de rapports, et intéressant surtout par la simplicité de son organisation. Je veux parler des myxomycètes, groupe qui présente un mélange de caractères animaux et végétaux et qui est remarquable surtout par un stade de plasmode. Ce plasmode est formé de masses protoplasmiques, les plus grandes qui existent dans la nature.

Le plasmode est, comme on sait, un état amiboïde colossal, formé par la fusion d'un très grand nombre de zoospores des myxomycètes, et renfermant une quantité de noyaux plongés dans un protoplasma commun fusionné. Ramifié en toutes directions, le plasmode peut se déplacer sur les différents objets (feuilles mortes, bois, etc.) qu'il habite, présente des mouvements amiboïdes des bords de son ectoplasma, tandis que son plasma intérieur (ou endoplasma) accuse des courants rapides, rappelant ceux de la lave volcanique. Le plasmode englobe facilement les corps solides qui se trouvent à sa portée et les digère en partie à l'aide d'un ferment peptique et d'un acide sécrété autour de la nourriture (1). Tous les résidus ainsi que les corps indigestes sont rejetés à l'extérieur par le plasmode, et forment des traces qui marquent les endroits où étaient répandus les rameaux protoplasmiques. A un moment donné le plasmode produit des sporanges, le plus souvent en forme de petits fruits, et se divise en une quantité de spores munies d'une enveloppe résistante.

A cause de ses grandes dimensions, qui peuvent atteindre en longueur un pied et plus, le plasmode présente de grands avantages pour l'étude du protoplasme en général et de ses phénomènes pathologiques en particulier.

Introduisons d'abord dans la masse d'un plasmode de Physarum un corps étranger solide, par exemple un petit tube de verre, pour savoir quel effet produira

(1) Le ferment peptique a été découvert par M. KRUKENBERG dans *Untersuchungen aus dem physiol. Instit. d. Univ. Heidelberg*, t. II, 1878, p. 273. — Sur l'acide des plasmodes cf. *Annales de l'Institut Pasteur*, 1889, p. 25.

ce traumatisme. Le tube qui sert à faire la piqûre déchire une partie du plasmode, qui se répand dans le liquide environnant. Mais la grande masse protoplasmique ne s'en affecte nullement, et au bout d'une courte période elle englobe le tube introduit (fig. 19), comme s'il s'agissait d'un corps solide quelconque pouvant lui servir de nourriture. Après l'avoir conservé plus ou moins longtemps dans son intérieur, le

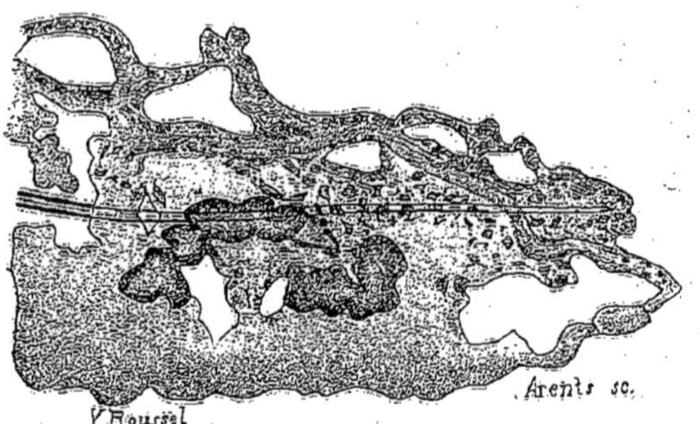

Fig. 19. — Une partie du plasmode englobant un tube de verre.

plasmode rejette le tube, comme il rejette tous les débris impropres à le nourrir.

Irritons maintenant le plasmode par un autre moyen. Après avoir choisi un exemplaire de celui-ci étalé sur un porte-objet (on peut prendre le plasmode jaune de Physarum), touchons sa partie centrale avec une petite baguette en verre chauffée préalablement à la flamme d'une lampe. Au lieu d'une lésion mécanique, nous produisons ainsi une excitation thermique. Aussitôt après avoir été touchée, la partie centrale du plasmode meurt, et se distingue nettement des parties périphériques vivantes. Celles-ci restent sur place comme si rien ne s'était passé, et laissent le morceau nécrosé intact. Quelques heures plus tard le plasmode sort cependant de son état passif et s'éloigne en abandonnant la partie morte.

Les excitants chimiques agissent d'une façon plus énergique encore. Si nous appliquons sur le bord d'un plasmode de Physarum étalé sur une lame de verre un tout petit fragment de nitrate d'argent, et si nous lavons immédiatement après la partie lésée par une solution de chlorure de sodium à 1 p. 100 (pour précipiter le nitrate qui a pu se dissoudre), nous verrons d'abord que le bord touché par le nitrate d'argent meurt et se détache du reste du plasmodium (fig. 20).

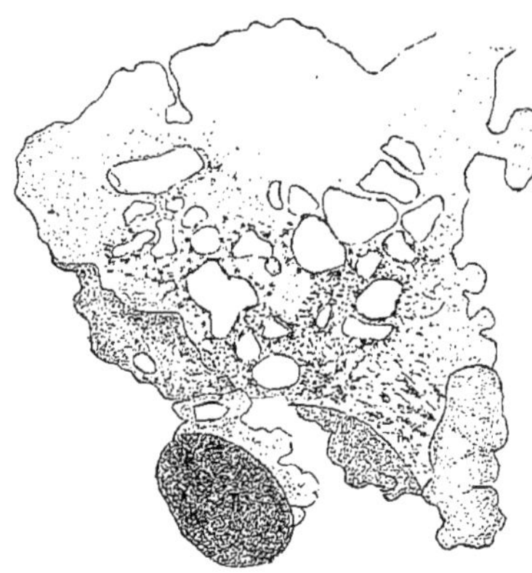

Fig. 20. — Plasmode cautérisé par le nitrate d'argent.

Ce dernier réagit immédiatement par un changement brusque de la direction de ses mouvements. Tandis qu'au moment de l'opération les courants plasmiques étaient dirigés vers le bord auquel a été appliqué le nitrate (l'expérience était faite avec intention sur la partie vers laquelle étaient dirigés les mouvements de l'endoplasma), aussitôt après ils se dirigèrent vers les côtés du plasmode et prirent bientôt une direction diamétralement opposée à la première (fig. 21). Au bout d'une heure après le début de l'expérience, le plasmode s'était déjà éloigné de sa position primitive, en laissant les débris mortifiés à leur place antérieure.

Le trait commun de ces deux dernières expériences c'est l'éloignement du plasmode de ses parties lésées par un excitant thermique ou chimique. Seulement, dans le dernier cas, l'éloignement se fait beaucoup

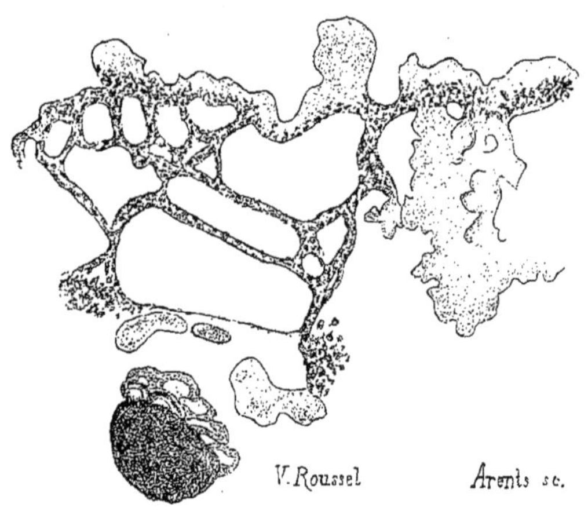

FIG. 21. — Le même plasmode, 50 minutes après le stade de la fig. 20.

plus rapidement, ce qui doit être attribué à l'influence surajoutée du nitrate d'argent.

Nous voyons donc que les agents irritateurs excitent dans le plasmodium tantôt des phénomènes semblables à ceux qui accompagnent la saisie d'une nourriture solide quelconque, tantôt une répulsion plus ou moins accusée. En voulant provoquer une réaction qui correspondrait à l'inflammation des animaux supérieurs, nous avons suscité des phénomènes d'attraction ou de répulsion, si fréquents dans la vie des plasmodes et des êtres inférieurs en général.

Déjà en 1884, M. Stahl (1) fit la découverte que la décoction de feuilles mortes (qui nourrissent tant de myxomycètes) attire les plasmodes, tandis que les solutions de sels, de sucre et de plusieurs autres substances, agissant dans un sens contraire, repoussent les plasmodes et les font s'éloigner à une distance plus ou moins considérable. En reliant ces phénomènes à ceux de la nutrition, M. Stahl les a désignés sous le nom de *trophotropisme positif*, lorsqu'il s'agit d'action attractive, et de *trophotropisme négatif*, pour les cas de répulsion. M. Pfeffer (2), après avoir établi que les organes femelles de plusieurs cryptogames (fougères, mousses et sélaginelles) attirent les spermatozoïdes dans un but tout autre que la nutrition, a désigné toutes ces manifestations de sensibilité aux agents chimiques par le nom général de *chimiotaxie* (positive ou négative), nom qui fut bientôt accepté par tout le monde.

Puisque ces phénomènes de sensibilité jouent un rôle incontestable dans les processus pathologiques, comme nous venons de le démontrer, il serait utile de les envisager d'un peu plus près. Les propriétés chimiotactiques se rencontrent non seulement chez les myxomycètes et les spermatozoïdes des cryptogames mentionnés, mais se trouvent aussi chez les bactéries, les flagellés, les volvocinés (3) et les zoospores de champignons, comme les saprolégniacés (4); ce qui

(1) *Botanische Zeitung*, 1884, nos 10-12.

(2) *Untersuchungen aus d. botan. Institute in Tübingen*, vol. I, p. 363.

(3) *Ibid.*, vol. II, 1888, p. 582.

(4) *Botanische Zeitung*, 1890, nos 7-11.

prouve qu'il s'agit ici d'un phénomène d'un ordre général.

Il est incontestable que la chimiotaxie positive guide les organismes dans la recherche des substances nutritives, et qu'elle leur permet de se porter à la rencontre des corps avec lesquels ils doivent entrer en relation, comme dans le cas des spermatozoïdes attirés par un ovule. La chimiotaxie négative, par contre, leur sert de moyen de défense pour échapper aux influences nuisibles. Cette règle, vraie en général, peut ne pas s'appliquer à chaque cas particulier. Ainsi M. Pfeffer (1) a vu les spirilles et les bodons se lancer dans des solutions trop concentrées de sucre ou de glycérine, auxquelles on avait ajouté des substances attirantes, et y trouver leur mort.

L'analogie que présentent ces phénomènes avec les sensations de l'homme et des animaux supérieurs saute aux yeux. Elle peut être démontrée entre autres preuves par le fait que la chimiotaxie des êtres inférieurs obéit à la même loi de Weber qui a été établie pour les perceptions sensitives de l'homme. Pour qu'une bactérie (*B. termo*), ou les spermatozoïdes des fougères (organismes sur lesquels M. Pfeffer a fait ses recherches remarquables) aperçoivent la différence dans la composition du milieu, il faut que celui-ci change dans une proportion déterminée. Ainsi pour que le Bacterium termo, placé dans une solution déterminée de peptone, se dirige vers une solution de peptone plus concentrée, il faut que celle-ci soit cinq fois

(1) *Unters. a. d. b. I. Tübingen*, II, p. 627.

plus forte que la première. Après avoir établi ces rapports, M. Pfeffer a formulé, pour la chimiotaxie de ces êtres unicellulaires, la même loi que pour les perceptions sensorielles de l'homme, à savoir que, lorsque l'excitation croît en proportion géométrique, la sensibilité croît en progression arithmétique, ou bien que la réaction est proportionnelle au logarithme de l'excitation.

Seulement, bien que cette loi soit la même pour la chimiotaxie des êtres unicellulaires et les perceptions sensorielles de l'homme, il y a une très grande différence entre les deux phénomènes au point de vue quantitatif. Tandis que l'homme apprécie une différence de poids égale à un tiers, de température égale à un trentième, de lumière égale à un centième, les spermatozoïdes des fougères ne perçoivent un changement dans la composition chimique et ne réagissent que lorsque la quantité du corps qui les impressionne a augmenté de 29 fois, et le Bacterium termo ne s'aperçoit d'un accroissement de la concentration que lorsque celle-ci est quatre fois plus grande qu'au début (Pfeffer, *l. c.*, II, p. 637).

Pour se faire une idée de la sensibilité chimiotactique du plasmode, j'ai placé plusieurs échantillons de celui du *Didymium farinaceum* dans des solutions du chlorhydrate de quinine à 0,1 ; 0,01 ; 0,05 ; 0,005 et 0,0005 p. 100. Tandis que les deux dernières solutions n'ont pas empêché le plasmode de s'approcher et même d'y pousser quelques prolongements, les trois premières ont exercé une influence de chimiotaxie négative très accusée (Pl. II, fig. 3-6). Le plasmode apprécie donc des différences de 0,05 à 0,005 p. 100 du chlorhydrate de quinine.

Une propriété très importante du plasmode, ainsi que d'autres organismes inférieurs, est l'accoutumance graduelle à des solutions qu'il évitait au début. M. Stahl a observé le premier que le plasmodium de Fuligo s'éloigne d'abord d'une solution de sel marin à 2 p. 100 et au-dessous; mais qu'après avoir subi à un certain degré le manque d'eau, il finit par s'adapter et plonge ses appendices dans l'eau salée. Nous voyons dans ce cas un exemple de chimiotaxie négative qui se transforme, sous l'influence de quelques changements non appréciables du protoplasma, en chimiotaxie positive.

Comme ce fait présente une grande importance au point de vue général, j'ai tâché de m'en assurer de mes propres yeux. J'ai placé dans ce but un plasmode de Physarum étalé sur une lame dans un bocal contenant une solution de chlorure de sodium à 0,5 p. 100. Aussitôt le plasmode manifesta une chimiotaxie négative et s'éloigna du niveau du liquide. Alors il fut transporté dans un autre bocal contenant une solution du même sel à 0,25 p. 100. Le plasmode fut d'abord repoussé, mais au bout de quelques heures il s'approcha du liquide et y plongea ses extrémités. En vue de cette adaptation, je remis le plasmode de nouveau dans le vase avec du sel à 0,5 p. 100. Au lieu de s'approcher du liquide il s'en éloigna d'abord; mais au bout de douze heures à peu près, il finit par redescendre jusqu'au niveau du liquide, sans y plonger cependant ses appendices.

Dans sa chimiotaxie négative, le plasmode possède donc un moyen pour éviter les agents nuisibles, et nous avons déjà vu qu'il s'éloigne des corps qui le brûlent, comme le nitrate d'argent, et même des parties nécrosées de son propre organisme, comme dans l'expérience de brûlure avec un agitateur chauffé. Il est probable que cette même faculté peut préserver le plasmode contre l'attaque d'autres organismes, notamment des microbes pathogènes.

M. Stahl a fait l'observation que l'on ne rencontre jamais de plasmodes attaqués par des parasites. Il cherche à expliquer ce fait par la facilité du déplacement des plasmodes, ainsi que par leur propriété de rejeter au dehors les corps étrangers, propriété qui est en relation avec la digestion intracellulaire des corps solides. Quoiqu'on n'ait jamais encore fait d'observations directes sur l'expulsion des organismes parasitiques par le plasmode, pourtant ce phénomène est très probable, d'autant plus que M. Pfeffer (1) a vu les plasmodes de Chondrioderma rejeter les pandorines et les diatomées à l'état vivant. D'un autre côté les observations directes sur l'expulsion des spores parasitiques par les paramécies confirment la supposition de M. Stahl.

Pour ce qui concerne le rôle des mouvements du plasmode, j'ai fait l'expérience suivante. Après avoir transporté un plasmode de Physarum sur un porte-objet, je l'ai placé à une égale distance de deux petits

(1) *Ueber Aufnahme und Ausgabe ungelöster Körper, Abhandlungen d. mathem. physischen classe der k. Sächs. Gesellschaft d. Wissenschaften*, XVI, 1890, p. 161.

cristallisoirs, dont un était rempli d'une vieille infusion de feuilles sèches, remplie de bactéries, d'infusoires et d'autres êtres inférieurs, tandis que l'autre contenait la même infusion, préalablement filtrée à travers plusieurs filtres de papier. Des bandes de papier buvard réunissaient les deux extrémités du plasmode avec le liquide des deux cristallisoirs. Bientôt le plasmode se dirigea vers le liquide filtré, et se plaça sur la bande de papier trempé par ce liquide. Une seconde expérience faite dans le même but, mais avec de légères modifications, donna exactement le même résultat, ce qui prouve que le plasmode préfère le liquide privé de microbes.

Pour savoir jusqu'à quel point se manifeste cette préférence, j'ai répété la même expérience en remplaçant le liquide filtré par une infusion toute fraîche, et par conséquent incolore, de feuilles mortes dans de l'eau froide. Cette fois le plasmode se dirigea vers la vieille infusion, malgré les microbes qu'elle contenait.

La répulsion du plasmode vis-à-vis des organismes inférieurs n'est donc que relative, ce qui concorde avec le fait que les myxomycètes, dans leur état amiboïde, sont capables d'englober les microbes. SAVILLE KENT a observé des zoospores amiboïdes de Physarum tussilaginis remplies de bactéries. Plus tard M. LISTER (1) a fait des recherches fort intéressantes sur l'englobement des bactéries par les zoospores de différents myxomycètes. Les bactéries, saisies par les

(1) *Journal of the Linnean Society*, 1890, t. XXV, Botany, p. 435.

pseudopodes, sont entraînées dans l'intérieur du plasma amiboïde et logées dans des vacuoles nutritives. Là elles deviennent de moins en moins nettes et paraissent presque entièrement dissoutes. Une zoospore de *Chondrioderma difforme* a complètement digéré deux grands bacilles dans l'espace d'une heure et demie.

La fonction digestive et expulsive du plasmode, combinée avec la propriété de chimiotaxie négative, peut lui rendre des services réels dans sa réaction contre les excitants nuisibles.

Mais, en outre de la chimiotaxie, les plasmodes, ainsi qu'un bon nombre d'autres organismes inférieurs, possèdent encore plusieurs sensibilités. Évitant la lumière solaire, les plasmodes sont vivement attirés vers les endroits plus humides, manifestant ainsi une sorte d'hydrotropisme. Du reste cet hydrotropisme positif se transforme en négatif au moment qui précède la fructification, lorsque le plasmode recherche des endroits plus secs (Stahl). Les plasmodes sont également doués d'une sensibilité tactile.

Tandis que les plasmodes fuient les agents nuisibles ou bien les éliminent par voie de digestion ou d'excrétion, les plantes polycellulaires immobiles, privées de locomotion, ainsi que des facultés de digérer et d'excréter des corps étrangers, réagissent d'une façon différente vis-à-vis des divers facteurs qui troublent leur vie normale.

Une épine, introduite dans le plasmodium, est traitée comme n'importe quel corps étranger englobé par la masse amiboïde. Ne pouvant être digérée, elle est simplement rejetée au dehors. Introduite dans un tissu d'une plante quelconque, la même épine produit une lésion de cellules qui meurent inévitablement. Le défaut produit par cette perte est bientôt réparé à l'aide des cellules des parties environnantes qui se multiplient rapidement pour former tantôt une masse de liège, tantôt une véritable cicatrice, composée de plusieurs tissus (1). Dans les deux cas il s'agit d'une néoformation cellulaire active à l'endroit lésé. WALDENBURG (2), qui a étudié ces phénomènes au point de vue de leurs analogies avec l'inflammation des animaux supérieurs, croit avoir retrouvé les points les plus caractéristiques de ce processus pathologique. « L'inflammation peut donc se produire aussi chez la plante, dit WALDENBURG, mais à condition que dans la définition de l'inflammation nous ne comprenions que les lésions produites par l'excitant, ainsi que la tumeur provoquée par ces lésions, laissant de côté les vaisseaux et les nerfs. » L'inflammation ne serait donc qu'une irritation des tissus (tuméfaction, accroissement) plus une congestion sanguine (p. 344).

Les phénomènes de réparation chez les plantes ont été plus d'une fois cités à l'appui de la théorie attractive de l'inflammation, et surtout en faveur de la théorie de M. VIRCHOW d'une suractivité nutritive et

(1) V. FRANK, *Die Krankheiten der Pflanzen*, Breslau, 1880, I, p. 95, etc.

(2) *Archiv für pathologische Anatomie u. Physiologie de Virchow*, 1863, t. XXVI, pp. 145 et 322, Tab. V.

formative des tissus enflammés. Mais malheureusement on n'a point tenu compte des états intermédiaires entre les plantes et les animaux supérieurs et on a omis par conséquent justement les phénomènes les plus caractéristiques de la véritable inflammation.

Les cellules nouvelles produites dans les endroits lésés chez les plantes sécrètent souvent des membranes encore plus épaisses et résistantes que d'habitude. La membrane cellulaire représente en effet le véritable organe protecteur de la plante. Le fait cité dans la leçon précédente d'un chytridien qui n'attaque que l'état mobile de l'euglène, sans toucher à son kyste, peut servir d'appui à cette proposition. La membrane des cellules végétales est trop résistante pour beaucoup de microbes, surtout pour ceux d'entre eux qui sont incapables de s'introduire activement dans l'intérieur du contenu cellulaire. Voilà probablement la raison de la rareté des infections bactériennes chez les plantes. Par contre, ces organismes sont très souvent sujets à l'invasion par des champignons, qui possèdent une grande force de croissance, et dont plusieurs sécrètent en outre une diastase qui dissout la membrane cellulosique de la plante.

Une fois parvenu dans l'intérieur de la cellule, le champignon parasite absorbe son contenu sans obstacle. Les cellules envahies périssent, tandis que d'autres, restées vivantes, se livrent à une prolifération abondante qui aboutit à la formation de parties hypertrophiées, allant même (comme dans le cas d'*Euphorbia Cyparissias* sous l'influence de l'æcidium d'*Uromyces Pisi*) jusqu'à l'hypertrophie totale de l'organisme atteint. Souvent le parasite provoque la formation de tumeurs spéciales ou galles, qui se développent sous l'influence des champignons, aussi bien que des parasites du règne animal.

Comme dans les cas de guérison des plaies, les infections (1) chez les plantes sont accompagnées de phénomènes régénératifs, dus à la multiplication abondante des cellules non atteintes directement, sans présenter de processus comparables aux actes essentiels de l'inflammation. Pour arriver à ceux-ci, il faut passer à l'examen des représentants du règne animal.

(1) L'exemple le mieux étudié est sans doute celui de la *Peziza sclerotiorum*, sur lequel De Bary (*Botanische Zeitung*, 1886) a fait un travail classique. Ce champignon germe et pousse des filaments en dehors de la plante pour s'introduire après dans l'intérieur de celle-ci (la *Peziza sclerotiorum* envahit un grand nombre de végétaux). Pour commencer cette vie parasitique les filaments sécrètent de l'acide oxalique et une diastase qui dissout la cellulose. Se nourrissant aux dépens du suc des cellules mortes à la suite des sécrétions du parasite, ce dernier pousse son mycélium dans les interstices entre les cellules et ne pénètre que rarement dans l'intérieur de celles-ci. De Bary a fait l'observation que la Peziza parvient facilement dans l'intérieur des jeunes plantes, mais rencontre un obstacle insurmontable pour pénétrer dans des plantes de la même espèce plus âgées. Cette immunité est due très probablement à l'impossibilité de dissoudre la cellulose des vieilles cellules. Les expériences de contrôle démontrèrent réellement que tandis que le suc extrait du champignon digérait facilement les membranes des cellules jeunes, il laissait intactes celles des mêmes plantes plus âgées.

On voit bien que la résistance de la cellule végétale est surtout basée sur les propriétés de sa membrane. Le parasite, pour provoquer une infection, doit donc d'abord perforer ou dissoudre cette membrane.

QUATRIÈME LEÇON

SOMMAIRE. — Passage des unicellulaires aux métazoaires. — Esquisse de la théorie de la phagocytelle. — Protospongia. — Éponges : leur organisation. — Trois feuillets. — Nutrition des éponges. — Digestion intracellulaire. — Ablation des parties de l'éponge. — Division artificielle. — Introduction des corps piquants. — Utilisation des corps étrangers pour le squelette. — Sort des organismes pénétrés dans le corps des éponges. — Rôle de l'ectoderme dans la protection. — Comparaison avec les Myxomycètes. — Comparaison avec l'inflammation des vertébrés.

Passant au règne animal, nous devons avant tout noter ce fait regrettable que jusqu'à présent on ne connaît pas encore le mode par lequel les animaux polycellulaires, ou Métazoaires, sont dérivés des Protozoaires. La lacune entre les représentants les plus développés de ces derniers et les métazoaires les plus inférieurs est trop grande, et ne peut être comblée qu'à l'aide d'hypothèses, basées sur l'étude embryologique de différents animaux. Faisant abstraction de quelques groupes de parasites, qui ont sans doute perdu beaucoup de leurs traits primitifs (*Dycyémides*, *Orthonectides*), les Métazoaires les plus simples, comme les Éponges, sont déjà composés d'une multitude d'organes, disposés en trois feuillets bien connus : l'ectoderme, le mésoderme et l'entoderme. Pour se faire une idée d'un état plus primitif, il faut donc recourir aux embryons d'éponges et d'autres animaux inférieurs, tels que les méduses et leurs congénères. Ici on trouvera facilement des stades composés de deux feuillets, dont l'un présente une enveloppe générale de la larve, tandis que l'autre forme des cellules intérieures, groupées d'une façon différente. Tantôt ces cellules forment un amas solide, une sorte de parenchyme, composée d'éléments amiboïdes ; tantôt elles sont disposées régulièrement en une couche épithéliale, qui tapisse une cavité digestive. On a beaucoup discuté pour savoir laquelle de ces deux formes pourrait être considérée comme la plus primitive. Je pense que l'absence d'une cavité digestive, la forme irrégulière des cellules et une série de preuves tirées de la comparaison de l'embryogénie de beaucoup d'animaux inférieurs (dont je ne pourrai pas parler dans cet aperçu pathologique), permettent d'envisager le stade à parenchyme comme de beaucoup le plus primitif. C'est ce stade que j'ai désigné sous le nom de *Phagocytella* (1), à cause de la propriété des cellules de la couche inférieure d'englober différents corps solides, et surtout à cause du fait que cette couche sert à produire les cellules digestives de l'organisme complet. Elle engendre d'abord l'entoderme qui revêt le canal intestinal et ses appendices, et en outre la totalité ou une partie du mésoderme, qui renferme, lui

(1) Voir l'exposé de la théorie de la phagocytella dans mes *Embryologische Studien an Medusen*, Wien, 1886.

aussi, un grand nombre de cellules digestives ou *phagocytes*.

Le stade phagocytella peut se transformer facilement en stade *Gastrula* (1), possédant deux couches épithéliales, dont l'une représente la paroi de l'in-

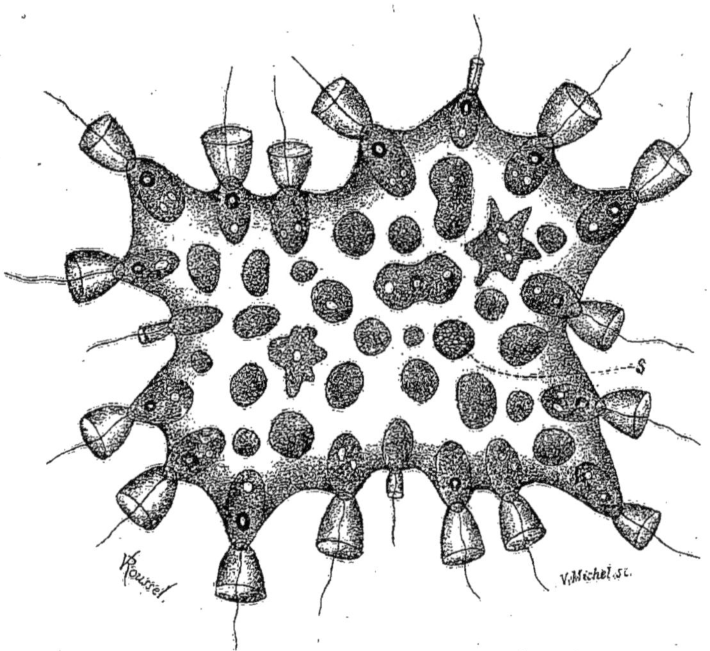

FIG. 22. — *Protospongia Hæckeli* (d'après SAVILLE-KENT).

testin primitif, qui s'ouvre par un orifice primordial, ou blastopore. Cette gastrula ouvre pour ainsi dire la voie à tous les métazoaires.

L'organisme de ces derniers, réduit à sa forme la plus primitive, celle de phagocytella, présente une analogie avec certains protozoaires coloniaux, dont

(1) Voir pour la théorie de Gastraea, HAECKEL, *Gastraea-Theorie*. Iena, 1874.

les colonies sont constituées par deux espèces d'individus : les individus flagellés, formant une sorte de couche extérieure (fig. 22), et les individus amiboïdes, logeant dans la masse interne de la colonie. Les premiers correspondraient donc aux éléments de l'ectoderme, composé si souvent par des cellules flagellées, et les seconds formeraient une sorte de parenchyme intérieur, composé de cellules amiboïdes et en même temps phagocytes. Dans ces infusoires coloniaux, que M. SAVILLE KENT (1), qui les a découverts, a désignés sous le nom de *Protospongia*, les deux couches ne sont pas encore distinctement limitées, puisque les individus qui les constituent peuvent facilement se transformer les uns dans les autres.

On serait donc en état de reconstituer le lien entre les protozoaires et les métazoaires, par l'intermédiaire des flagellés coloniaux d'une part, et des organismes ressemblant à la phagocytella, d'autre part.

Je ne me serais jamais étendu sur ces hypothèses dans un cours de pathologie comparée de l'inflammation, si leur exposition ne nous fournissait par l'occasion d'apprendre la portée générale de la présence des cellules amiboïdes, capables d'englober les corps solides. Après les avoir rencontrées dans les différentes classes des protozoaires, nous les voyons réapparaître dès les formes les plus primitives des métazoaires. Or, le concours des cellules amiboïdes dans l'inflammation des vertébrés est un fait d'une importance capitale et généralement acceptée.

(1) *The Manual of Infusoria*, 1880-1882.

Dès les métazoaires les plus inférieurs nous aurons affaire avec ces cellules. Les éponges, ou spongiaires, ont une organisation tellement peu développée, que pendant longtemps elles furent considérées comme des colonies de protozoaires, composées, comme la Protospongia, d'individus flagellés et d'individus amiboïdes. Ce n'est que plus tard qu'on établit une certaine parenté des éponges avec des polypes et leurs congénères (*Cœlentérés*). Dès lors on s'assura qu'elles sont composées de trois couches caractéristiques. La couche superficielle, ou l'ectoderme, revêt le corps entier de cellules épithéliales plates, limitées entre elles par des contours qui deviennent très nets après l'application d'une solution de nitrate d'argent. Les cellules mêmes sont visiblement contractiles, ce qui s'observe surtout aux bords libres des jeunes individus, où on aperçoit des prolongements amiboïdes appartenant aux éléments ectodermiques. La contractilité de ces cellules joue certainement un rôle dans le phénomène remarquable de l'ouverture des pores nombreux, éparpillés sur la surface de l'éponge entière, et apparaissant entre deux ou plusieurs cellules plates. Ces pores s'ouvrent pour laisser passer un courant d'eau avec les petits corpuscules qu'il tient en suspension. Le liquide pénètre d'abord dans un système de canaux efférents, tapissés également par un épithélium pavimenteux dont l'origine n'est pas encore bien déterminée. Ensuite il passe dans des canaux ou dans des sacs ronds, ou « corbeilles », revêtus par une couche d'épithélium cylindrique dont les cellules sont munies d'un seul grand flagellum.

Ces cellules, qui accusent une analogie frappante avec beaucoup d'infusoires flagellés, appartiennent à l'entoderme, et représentent de véritables phagocytes. Un grand nombre de fines granulations, amenées par le courant, est attiré par ces cellules entodermiques et englobé dans leur intérieur.

Mais en outre de ces phagocytes flagellés d'origine entodermique, les éponges en possèdent un grand nombre d'autres, qui apparaissent sous forme de cellules mobiles, véritables petites amibes, placées entre l'ectoderme et l'épithélium cylindrique, et appartenant au mésoderme. Quoiqu'on ne connaisse pas encore d'une façon suffisante le moyen par lequel les corps étrangers, parvenus dans l'intérieur de l'éponge, pénètrent dans le mésoderme, il est pourtant sûrement démontré que ces corps sont en grande quantité absorbés par les cellules mésodermiques mêmes. Si on ajoute à l'eau, dans laquelle vivent les éponges, une substance colorante, comme le carmin, l'indigo ou la sépia, on remarque bientôt que beaucoup de grains colorés sont englobés par les cellules entodermiques, mais aussi par les phagocytes amiboïdes du mésoderme. Tandis que chez certaines éponges (plusieurs éponges calcaires par exemple), les cellules mésodermiques sont peu nombreuses et jouent par conséquent un rôle secondaire dans l'englobement des corps étrangers, chez d'autres (surtout les silicées), le mésoderme est développé d'une façon prépondérante et ses phagocytes s'emparent d'une grande quantité de ces corps introduits. Il y a quelques espèces, comme par exemple la *Siphonochalina coriacea*, chez lesquelles les cellules mésodermiques englobent seules tous les corps étrangers, tandis que les cellules cylindriques de l'entoderme ne servent qu'à entretenir le courant continu du liquide à travers l'organisme de l'éponge. Les phagocytes des deux couches peuvent rejeter des matières insolubles, qui se réunissent dans des grands canaux déférents et sont expulsées au dehors à l'aide de grandes ouvertures en forme de cratères, dont les parois sont munies, d'après l'observation de quelques auteurs, de fibres musculaires.

Le fait qui nous intéresse surtout consiste en ceci, que les phagocytes mésodermiques sont non seulement capables d'englober les corps étrangers et de rejeter leurs débris insolubles, mais aussi de digérer les matières provenant du monde extérieur. Depuis longtemps LIEBERKUHN (1) a observé la digestion d'infusoires qui avaient pénétré dans la masse des cellules amiboïdes des éponges d'eau douce, et a soutenu l'analogie de ce phénomène avec la digestion des infusoires par le protoplasma des Rhizopodes ou autres protozoaires. Ce fait fut confirmé par d'autres observateurs. Ainsi j'ai pu (2) constater la dissolution d'une oxytriche, de glaucomes et d'actinophrys au milieu d'amas de phagocytes mésodermiques des jeunes spongilles, après quoi les corps avalés par ces protozoaires furent englobés par les mêmes phagocytes. Les euglènes, entraînées par le courant dans le corps de ces spongilles, sont également entourées par des

(1) *Müller's Archiv für Anatomie und Physiologie*, 1857, p. 385.

(2) *Zeitschrift für wissenschaftliche Zoologie*, 1879, t. XXXII, p. 371.

phagocytes du mésoderme ; tandis que le protoplasma des flagellés mangés est digéré, les grains de chlorophylle et de paramylum restent indéfiniment intacts.

Les cellules mésodermiques des jeunes spongilles,

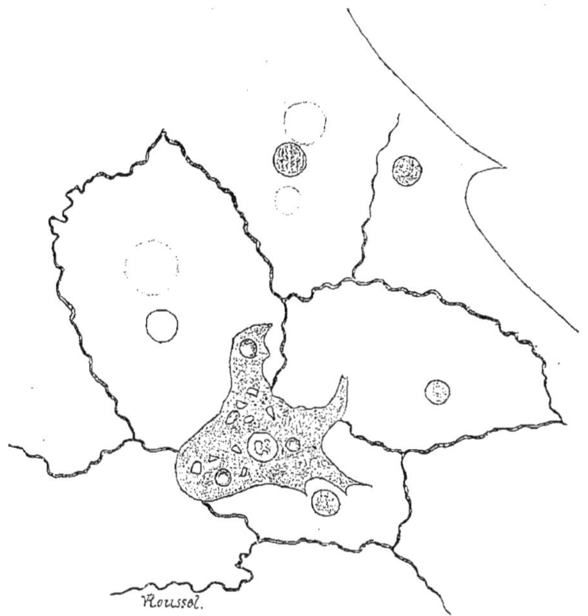

Fig. 23. — Un phagocyte mésodermique d'une jeune Spongille entouré de plusieurs cellules ectodermiques.

issues des gemmules, englobent les corps étrangers, même à un stade où l'entoderme ne s'est point formé. La jeune éponge n'est constituée alors que par une couche de cellules plates d'ectoderme, et par une masse irrégulière de cellules mésodermiques, dont un certain nombre commence bientôt à sécréter les spicules. Les grains de carmin, suspendus dans l'eau dans laquelle vivent les spongilles, pénètrent dans l'intérieur de ces dernières, sans lésions apparentes de la paroi, et sont aussitôt englobés par les phagocytes amiboïdes du mésoderme (fig. 23).

Les faits relatés sont tellement constants et faciles à observer, qu'il est vraiment étonnant que M. de Lendenfeld (1), dans son grand mémoire sur la physiologie des spongiaires, tâche de les mettre en doute. D'après lui le carmin, ajouté à l'eau que filtrent les éponges, ne se dépose que rarement dans les cellules amiboïdes, et uniquement dans les endroits lésés de la surface de leur corps. Dans une éponge normale, ce ne sont que les cellules cylindriques de l'entoderme qui s'emparent de ce carmin. M. de Lendenfeld souligne ces conclusions, malgré la constatation faite par lui-même que les globules du lait sont facilement absorbés par les phagocytes mésodermiques. Ce dernier fait suffirait à démontrer le rôle de ces cellules dans la digestion intracellulaire des éponges ; mais dans son mémoire il y a des indications précises sur la présence des grains de carmin dans les cellules amiboïdes du mésoderme. Ainsi chez la *Chondrosia reniformis*, objet principal des études de M. Lendenfeld, il a observé des grains de carmin en abondance dans ces phagocytes. Ce qui plus est, il les a retrouvés dans ces cellules déjà deux heures et demie après l'introduction du carmin dans l'eau, tandis que les éléments cylindriques des « corbeilles » n'en contenaient encore point.

Le rôle des cellules amiboïdes du mésoderme des

(1) *Experimentelle Untersuchungen über die Physiologie der Spongien, Zeitschrift für wissensch. Zoologie*, t. XLVIII, 1889, p. 406.

spongiaires dans l'englobement et la digestion des corps étrangers ne pouvant être contesté, j'ai tâché de me faire une idée des conditions dans lesquelles il s'opère. Guidé par ce que nous savons sur les protozoaires et les myxomycètes, qui nous offrent des types de la digestion intracellulaire, et qui sécrètent, autour des corps étrangers englobés, un acide en quantité suffisante pour colorer le tournesol bleu en rouge, j'ai introduit dans l'eau, dans laquelle vivaient des jeunes spongilles, issues des gemmules, des grains de tournesol bleu. Comme la plupart des corps de petit volume suspendus dans l'eau, ces grains furent bientôt incorporés par les éponges, et se trouvèrent surtout dans l'intérieur des phagocytes du mésoderme. Cependant, malgré un séjour prolongé dans ces cellules, le tournesol ne changea point de couleur, ce qui démontre que la digestion des spongilles ne se fait point dans un milieu acide. Ce fait concorde parfaitement avec la découverte de Krukenberg (1) d'un ferment trypsique dans l'extrait glycériné de plusieurs éponges.

Il est facile d'observer ce qui se passe dans l'organisme d'une éponge, dans lequel on a introduit un corps étranger piquant, comme par exemple un petit tube de verre ou une aiguille d'asbeste. L'objet pénètre surtout dans la masse mésodermique, où il se trouve au voisinage des cellules amiboïdes. Celles-ci entourent souvent en partie, ou en entier, le corps étranger, c'est-à-dire réagissent comme s'il s'agissait sim-

(1) *Grundzüge einer vergleichenden Physiologie der Verdauung.* Heidelberg, 1882, p. 52.

plement d'une masse nutritive plus grande que d'habitude (fig. 24). Quelquefois les cellules ne s'accumulent point ou presque pas autour du corps introduit, ce qui montre que ce dernier n'a pas excité une réaction suffisante. D'autres fois les corps inertes, comme les filaments végétaux, attirent une quantité considérable de phagocytes qui les entourent, et se

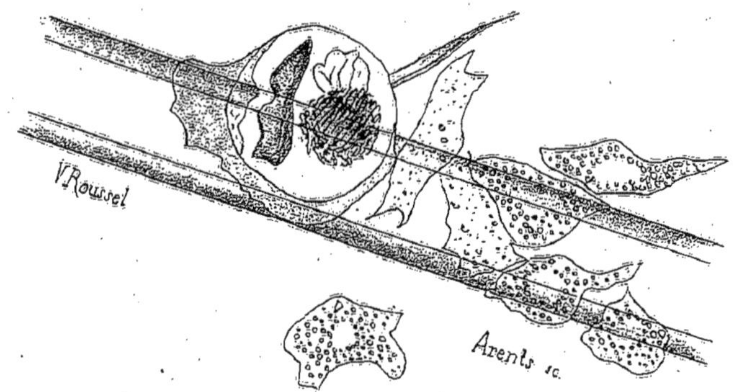

FIG. 24. — Un tube de verre entouré par des phagocytes mésodermiques de la Spongille.

fusionnent partiellement en de petits plasmodes (fig. 25).

Chez plusieurs spongiaires, les grains de sable et autres corps durs, introduits accidentellement, s'entourent d'une masse de spongine, sécrétée par des cellules mésodermiques. Dans ces cas, ces corps étrangers, augmentant la solidité du squelette, sont utilisés par l'éponge.

Comme il a été dit plus haut, les cellules mésodermiques peuvent entourer entre autres des organismes vivants, qui ont pénétré dans l'intérieur de l'éponge, et qui sont alors digérés par la masse de ces phagocytes. Des organismes plus résistants peuvent se soustraire à cette influence destructive, et séjourner pendant plus ou moins longtemps dans le corps d'une éponge sans y subir d'altération. Ainsi j'ai observé chez des jeunes spongilles des faisceaux de Leptotrix conservés au milieu du mésoderme, dont les cellules,

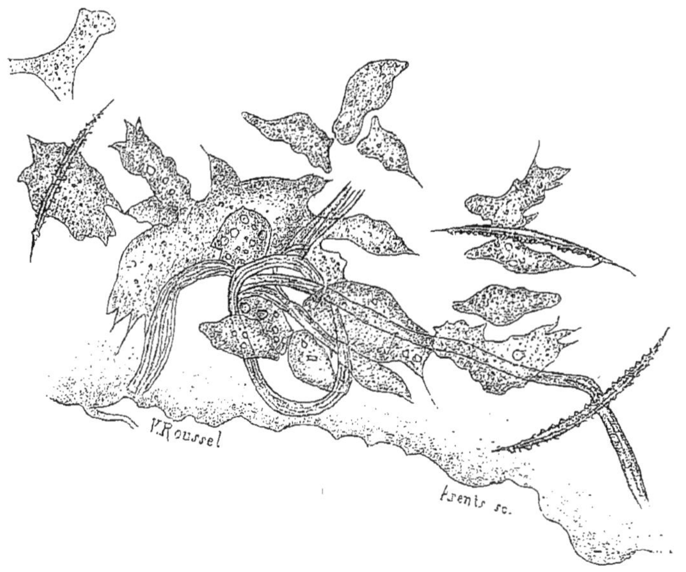

Fig. 25. — Filament végétal entouré par les phagocytes de la Spongille.

réunies en une masse plasmodique, entouraient les filaments de ces bactéries (fig. 26). M. Keller a trouvé dans l'intérieur de plusieurs éponges (*Hircinia echinata* et *Ceraochalina gibbosa*) des œufs appartenant à des annélides et crustacés, qui se développaient tranquillement au milieu du mésoderme, entourés par des amas de cellules amiboïdes, formant ainsi un véritable follicule (fig. 27).

Il résulte de tous ces faits que les corps étrangers en général, parvenus par n'importe quel moyen dans le parenchyme des éponges, excitent les phagocytes mésodermiques, qui englobent ces corps dans leur intérieur ou les entourent en se réunissant, parfois même en confluant en grand nombre. Si les corps étrangers sont faciles à digérer, ils subissent ce sort; si au con-

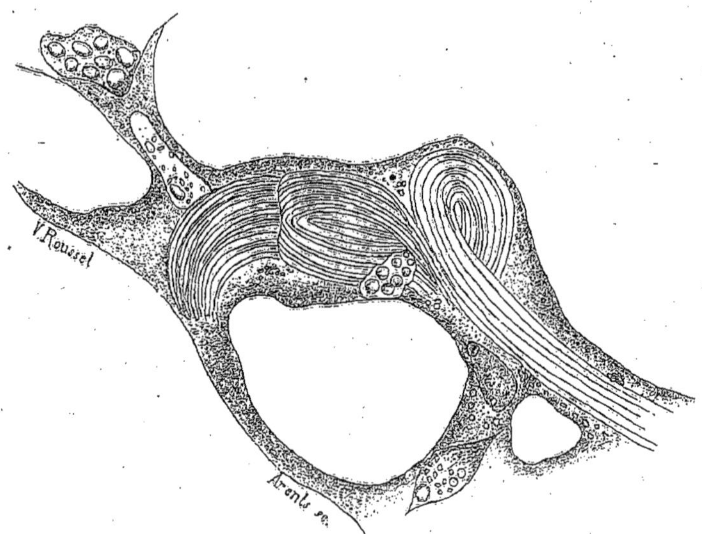

FIG. 26. — Leptotrix entourés par les phagocytes de la Spongille.

traire ils sont résistants, ils restent dans l'éponge, entourés par des cellules, présentant ainsi une sorte de commensalisme. Ce dernier phénomène est très répandu parmi les spongiaires. Ces êtres mous, faciles à pénétrer, se prêtent d'autant plus facilement à devenir un asile pour beaucoup d'animaux aquatiques, que les éponges leur fournissent la nourriture en entretenant un courant continuel de l'eau et des corps qui y sont en suspension. Aussi connaît-on un très grand nombre de commensaux des éponges, à partir des algues (zoochlorelles et zooxantelles) qui habitent l'intérieur des cellules mésodermiques, jusqu'aux polypiers (Stephanoscyphus), annélides et crustacés qui s'abritent dans les canaux et le parenchyme des spongiaires. Jusqu'à présent on ne connaît pas encore ni de véritables parasites, ni par conséquent de maladies infectieuses de ces animaux. Cela peut tenir d'un

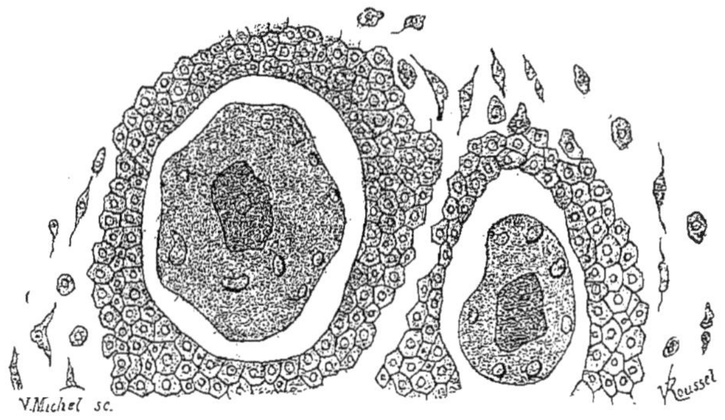

Fig. 27. — Œufs de crustacé entourés par les phagocytes de la Ceraospongia (d'après Keller).

côté à l'efficacité des phagocytes qui détruisent les microbes entrés dans l'intérieur des éponges, mais aussi à l'insuffisance de nos connaissances sur le sujet.

Les spongiaires présentent une analogie avec les protozoaires et les myxomycètes, en ce sens que chez tous ces organismes la fonction digestive et excrétrice joue un rôle dans la réaction contre des corps étrangers qui pourraient nuire à l'organisme. Chez une éponge ou un plasmode, cette réaction consiste simplement dans l'englobement de ces corps, dans leur digestion, s'ils sont digestibles, ou dans leur expulsion à l'extérieur dans le cas contraire. Chez les myxomycètes, cette fonction est propre à tout le contenu protoplasmique, tandis que chez les spongiaires elle est déjà concentrée dans le mésoderme et en partie dans l'entoderme. L'enveloppe extérieure, ou l'ectoderme en général, n'est pourtant point indifférent pour la protection de l'organisme contre toutes sortes d'agents nuisibles. Les cellules plates, qui composent la couche ectodermique, sont contractiles et sensibles. Elles se contractent pour ouvrir les pores et laisser ainsi passer le liquide ambiant dans l'intérieur de l'éponge, lorsque l'eau n'amène aucuns produits nuisibles à l'organisme. On a observé depuis longtemps que pour bien suivre la pénétration des granulations colorées dans les cellules et organes des spongilles, il fallait surtout s'adresser aux individus affamés. Aussitôt que l'éponge est déjà suffisamment remplie de petits grains amenés par l'eau, les pores ne s'ouvrent plus, et refusent ainsi l'accès à de nouvelles portions de ces corps.

D'après les expériences de M. DE LENDENFELD, les éponges maintiennent leurs pores fermés pour empêcher l'introduction de substances nuisibles, non seulement quand celles-ci sont sous forme de grains suspendus dans l'eau, mais aussi quand elles sont en solution. De tous les corps employés par lui (carmin, amidon, lait), le lait seulement pénétrait dès le début sans obstacle dans l'intérieur des éponges; pour le carmin les pores se fermaient d'abord, mais se rouvraient bientôt. Les solutions de différentes substances toxiques, comme la morphine, vératrine ou strychnine, amenaient le resserrement des pores, qui n'étaient franchis qu'au bout d'un certain temps.

Dans ces phénomènes manifestés par les cellules ectodermiques, contractiles quoique non phagocytaires, on peut établir une analogie, mais aussi une différence avec les plasmodes des myxomycètes. L'analogie consiste en une sensibilité vis-à-vis de la composition chimique du milieu ambiant, propre aux cellules ectodermiques des éponges et au plasmode. La différence s'accuse dans la manière de réagir. Tandis que le plasmode, colonie cellulaire mobile, s'éloigne de la cause qui a provoqué la sensibilité (chimiotaxie, thermotaxie ou autre) négative, l'éponge, organisme immobile, évite cette même cause, en ne la laissant pas pénétrer dans son corps.

Malgré l'insuffisance de nos connaissances, nous avons pourtant le droit d'affirmer que dans la lutte de l'organisme contre les différentes causes nuisibles, les spongiaires mettent en jeu leurs propriétés cellulaires, surtout la sensibilité et la contractilité des éléments ectodermiques et le pouvoir englobant et digestif des cellules du mésoderme et de l'entoderme. Ce résultat pourra servir de point de départ aux phénomènes de réaction plus compliqués qu'on retrouve chez d'autres animaux.

CINQUIÈME LEÇON

Sommaire. — *Cœlentérés, Echinodermes* et *Vers.* — Traumatisme et régénération des hydres. — Accumulation des phagocytes chez les méduses acalephes. — Phagocytes des étoiles de mer. — Inflammation chez les Bipinnaria. — Réaction de la part des cellules périviscérales des annélides. — Réaction phagocytaire dans les infections des Naïs et des lombrics. — Lutte entre les phagocytes du lombric et les Rhabditis. — Infections microbiennes des vers.

Quoique les Cœlentérés se distinguent des Spongiaires par une organisation plus élevée, cependant il y a dans ce type des représentants nombreux qui ne possèdent que deux feuillets, et chez lesquels le mésoderme fait complètement défaut. Or, comme c'est justement le mésoderme qui joue souvent, comme nous avons pu le voir dans l'exemple des éponges, le rôle principal dans les processus pathologiques, il serait intéressant de savoir comment se passent ces phénomènes chez les animaux à deux feuillets, tels que les hydres et leurs congénères.

Déjà au siècle dernier on observait souvent le polype d'eau douce au point de vue des phénomènes qui succèdent aux lésions de toute sorte, et c'est surtout à

Trembley qu'on doit la constatation d'un pouvoir de régénération tout à fait étonnant. On peut couper l'hydre en plusieurs morceaux, introduire dans son intérieur des corps piquants, et en général provoquer des lésions d'une gravité extraordinaire, sans empêcher la réintégration brève et complète. Dans une expérience de M. Ischikawa (1), la partie antérieure lésée d'une hydre fut complètement guérie déjà au bout de vingt

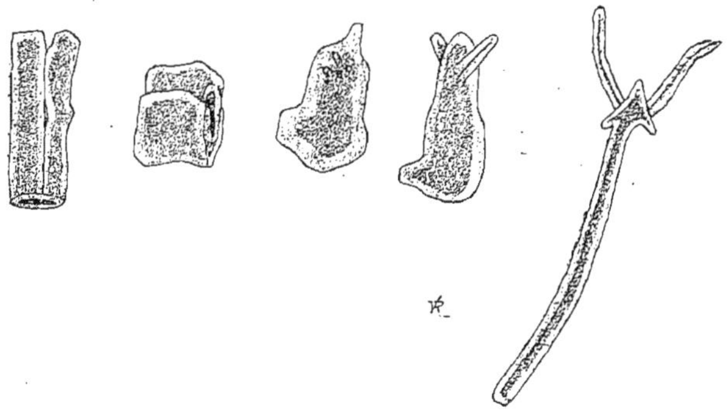

Fig. 28. — Régénération d'une hydre (d'après Ischikawa).

minutes. Des hydres, coupées tout le long de leur corps et étalées sur un liège, parviennent à se reconstituer complètement au bout d'un peu plus de vingt-quatre heures.

Une hydre, à laquelle M. Ischikawa enleva d'abord la tête avec ses tentacules, et dont il coupa ensuite le corps entier dans toute sa longueur, fut fixée sur un morceau de liège de façon que l'entoderme fut dirigé en dehors. Pour léser ce feuillet, l'hydre, ainsi préparée, fut retirée de l'eau et exposée pen-

(1) *Zeitschrift für wissensch. Zoologie*, vol. XLIX, 1889, p. 433.

dant cinq minutes à l'air. Détachée ensuite du liège et mise dans l'eau, l'hydre se roula d'abord en cylindre, dont la surface extérieure était représentée par l'entoderme (fig. 28,1); bientôt cependant elle se retourna de sorte que les deux feuillets furent disposés comme dans l'état normal. Mais pendant ce renversement il s'insinua un filament d'algue qui empêcha la soudure des bords rapprochés (fig. 28,2). Alors l'hydre changea de position et finit par se transformer en un sac fermé (fig. 28,3), qui se munit d'une bouche et de tentacules (fig. 28,4,5) et devint une hydre complète six jours après le début de l'expérience.

Les piqûres et les autres lésions, faites avec des instruments, se guérissent extraordinairement vite, sans qu'il se fasse une accumulation des phagocytes à l'endroit lésé. Mais quoique cette accumulation n'ait pas lieu à cause de l'absence d'un mésoderme, il ne faut point croire que la fonction phagocytaire fasse complètement défaut. Tout l'entoderme de l'hydre est formé par des phagocytes fixes, sous forme de cellules épithéliales capables d'envoyer des prolongements amiboïdes à leur surface libre, et d'englober différents corps étrangers.

Chez les hydropolypes coloniaux marins, non seulement l'entoderme, mais quelquefois aussi l'ectoderme, est composé de phagocytes, remplissant un rôle prophylactique important (1). Ces animaux sont comme l'hydre capables de se régénérer. Si on coupe la tête

(1) Voir mon article dans *Arbeiten des zool. Institutes zu* Wien, t. V, 1883, pp. 143-146.

de ces hydraires, par exemple des Podocorynes, et si on laisse le tronc en communication avec la colonie, il se refait une nouvelle tête, tandis que la tête détachée se fixe et régénère un nouveau tronc.

Le point commun de tous ces phénomènes consiste en un pouvoir régénérateur tellement développé et rapide, que le danger d'une infection devient insignifiant ou nul. Nous ne voyons donc que le côté régénératif du processus inflammatoire, mais non l'inflammation même, ou au moins l'accumulation des phagocytes à l'endroit lésé.

Ce dernier phénomène n'est cependant pas du tout étranger à l'organisme des cœlentérés. La plupart de ces derniers, comme les méduses acraspèdes, les Cténophores et les véritables polypes, possèdent un mésoderme assez développé renfermant dans leur substance intercellulaire une quantité de cellules amiboïdes, qui jouissent de toutes les propriétés phagocytaires.

Prenons une grande méduse, connue sous le nom de *Rhizostomum Cuvieri*, et introduisons dans sa cloche gélatineuse un corps étranger piquant, par exemple une écharde de bois ou simplement une épingle. Le lendemain déjà, à l'œil nu nous verrons autour de ces corps un nuage blanc qui, à l'examen microscopique, se montrera composé d'une multitude de cellules amiboïdes, réunies à l'endroit lésé. Il se produit le même phénomène chez un autre acalèphe, *Aurelia aurita*. Si le corps étranger introduit dans la cloche de la méduse a été d'abord trempé dans une poudre colorante (p. ex. du carmin), les phagocytes réunis au point de la lésion se trouveront remplis des grains colorés. Les cellules amiboïdes accumulées autour du corps étranger restent isolées ou bien confluent pour former de petits plasmodes.

Nous voyons donc chez ces méduses, animaux complètement dépourvus de vaisseaux sanguins, les phagocytes du mésoderme s'approcher en passant à travers une substance gélatineuse, assez dure quelquefois (comme chez le Rhizostomum), et englober les petits corps introduits ou entourer par leur masse les grands corps étrangers.

L'analogie avec les phénomènes de réaction chez les éponges est incontestable, et cependant entre le mésoderme de ces animaux et celui des méduses il existe déjà une différence notable. Tandis que chez les spongiaires les phagocytes mésodermiques jouent un rôle important dans la nutrition par les aliments solides, ce phénomène ne s'observe point chez les méduses et tous les cœlentérés possédant un mésoderme. La nutrition de ces animaux est uniquement réservée à l'entoderme qui est composé, chez tous les cœlentérés, d'un épithélium phagocytaire complètement séparé du mésoderme, au moins dans l'état adulte. Pourtant les phagocytes mésodermiques, quoique privés de la fonction nutritive, conservent leur propriété de s'approcher des corps étrangers, de les englober ou de les entourer, et de digérer certains d'entre eux. Cette fonction ne s'exerce pas seulement vis-à-vis des corps étrangers parvenus à l'aide de lésions dans le corps des cœlentérés; elle se manifeste également vis-à-vis des éléments propres de ces animaux. Ainsi les cellules génitales avortées, qui s'observent si souvent chez les Méduses maintenues en captivité, deviennent régulièrement la proie des phagocytes qui les entourent comme d'une sorte de follicule. Il est évident que ces cellules mésodermiques n'ont point perdu leur propriété primitive de digestion intracellulaire, et, quoiqu'elles se soient nettement séparées de l'entoderme, leur origine commune avec ce feuillet peut être encore démontrée par les faits de l'embryogénie.

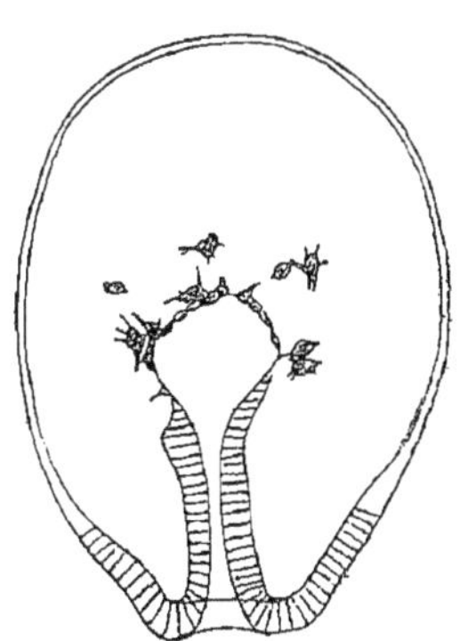

Fig. 29. — Formation des phagocytes chez la larve de l'Astropecten.

Le développement des cellules amiboïdes du mésoderme aux dépens de l'entoderme, fait très répandu dans le règne animal, peut être plus facilement poursuivi chez les différents représentants du type des Échinodermes, notamment chez les oursins et les étoiles de mer. Prenons comme exemple l'*Astropecten pentacanthus*, étoile de mer très fréquente dans le golfe de Trieste. L'œuf segmenté se transforme en une sphère composée de cellules vibratiles, dont une partie s'enfonce dans la cavité de l'embryon pour former le premier rudiment du canal intestinal avec ses annexes. La larve prend bientôt les caractères d'une véritable *gastrula* et se compose d'un ectoderme, ou couche extérieure, et d'un entoderme en forme de cul-de-sac, ouvert par un orifice au pôle inférieur. L'espace intermédiaire entre les deux couches, ou cavité générale de la larve, est rempli d'une substance homogène et presque liquide, qui se peuple de cellules amiboïdes du mésoderme. Celles-ci ne sont autre chose que des cellules du cul-de-sac entodermique détachées et devenues migratrices (1) (fig. 29). A peine isolées et parvenues dans la cavité générale, ces cellules mobiles peuvent déjà remplir leur fonction phagocytaire. Parmi les larves nombreuses de l'Astropecten qui nagent sur la surface de la mer, il s'en trouve quelques-unes dont l'ectoderme mince est lésé par un corps piquant qui a pu pénétrer ainsi dans la cavité générale du corps (fig. 30). Mais dès que la larve a éprouvé la lésion, les cellules mésodermiques s'approchent du corps étranger, et l'entourent entièrement en se fusionnant en petits plasmodes (fig. 31). Ces derniers, préparés convenablement (avec l'acide osmique à 0,5 pour 100 et colorés avec le picrocarmin), montrent dans leur intérieur un certain nombre de noyaux, dont l'aspect prouve l'absence complète d'une prolifération cellulaire. La réaction de ces larves, qui peut être pour-

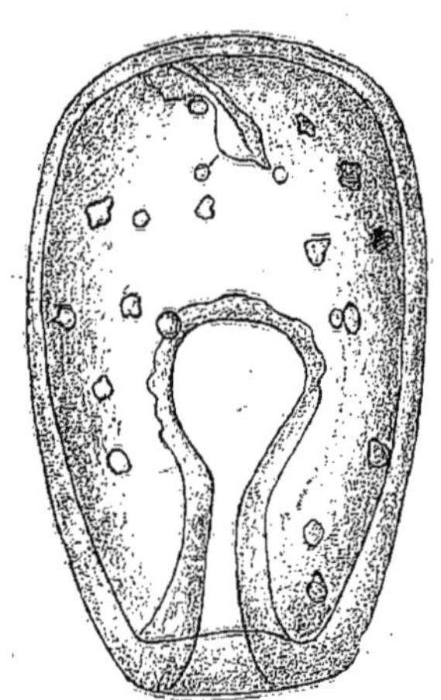
FIG. 30. — Gastrula avec un corps étranger dans sa cavité générale.

(1) Voir à ce propos mon article dans le *Zeitschrift f. wissen. Zoologie*, 1885, t. XLII. Voir aussi la discussion entre M. SELENKA et moi et le travail plus récent de M. KORSCHELT, dans les *Zoologische Jahrbücher*, t. IV, 1889.

suivie pas à pas chez ces êtres tout à fait transparents, consiste donc uniquement en une accumulation de phagocytes mésodermiques autour du corps étranger. Il faut noter que ces larves sont totalement privées de systèmes nerveux, vasculaire et musculaire, de sorte qu'on ne peut aucunement invoquer l'intervention de ces organes. La réaction se fait donc par une sorte d'action indépendante des phagocytes

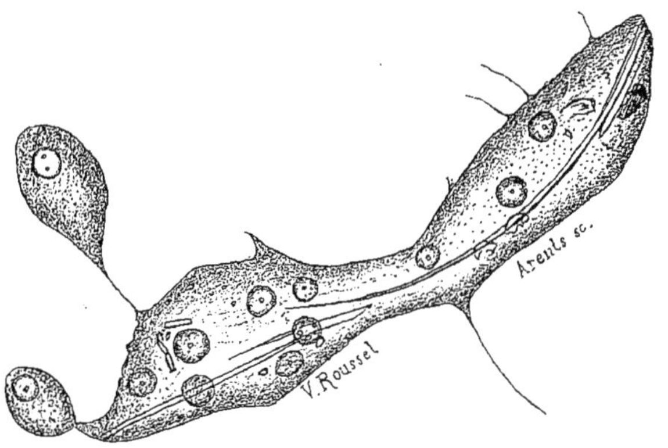

Fig. 31. — Le corps étranger de la fig. 30 entouré par un plasmode de la larve (fort grossissement.)

mêmes, et n'est accompagnée ni d'afflux de parties liquides (qui font complètement défaut), ni de phénomènes prolifératifs. L'absence de ces derniers s'explique facilement par le fait que le corps étranger, étant très mince, n'a provoqué qu'une lésion de l'ectoderme tout à fait insignifiante.

Chez les larves plus avancées dans leur développement et plus compliquées dans leur organisation, la réaction se fait toujours de la même façon. J'ai vu souvent une algue marine, une espèce de *Chætoceros,* munie de poils très fins, s'accrocher à la surface des Bipinnarias (larves d'Astropecten) et pénétrer dans l'intérieur de leur corps. Dans tous les cas la lésion fut suivie d'une accumulation des phagocytes mésodermiques avec formation de plasmodes.

Dans les cas cités, les larves sont trop petites pour pouvoir servir aux expériences, et on doit se contenter d'observer simplement les lésions produites sans l'intervention de l'homme. Mais si on s'adresse aux larves beaucoup plus volumineuses, décrites sous le nom de *Bipinnaria asterigera*, et représentant également un état du développement d'une étoile de mer, on pourra facilement étudier les phénomènes de réaction provoqués par des lésions artificielles (1). On n'a qu'à introduire sous la peau d'une pareille larve un petit tube en verre ou une épine de rosier ou d'oursin, pour voir les cellules amiboïdes du mésoderme se grouper autour du corps étranger, formant de grands amas, perceptibles à l'œil nu. Tous les petits grains, accolés au corps introduit, ou mieux encore les grains de carmin ou d'indigo, dans lesquels ce corps a été d'abord enfoncé, sont avidement englobés par les phagocytes du mésoderme (fig. 32).

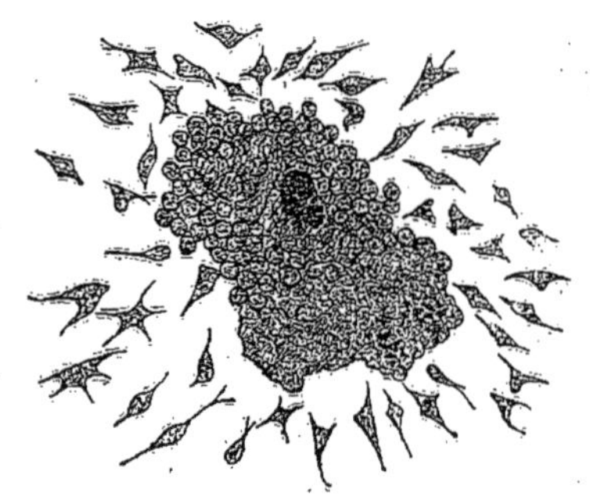

FIG. 32. — Amas de phagocytes autour d'une écharde. *Bipinnaria asterigera*.

(1) Voir mon article dans les *Arbeiten des zool. Institutes zu* Wien, 1883, t. V, p. 141.

Si au lieu de ces corps solides et piquants, on introduit sous la peau de Bipinnaria une gouttelette de sang, celle-ci sera également entourée par des cellules mésodermiques, qui formeront autour des amas d'hématies, de véritables plasmodes, c'est-à-dire des masses protoplasmiques polynucléaires, provenant d'une fusion complète des phagocytes (fig. 33). Les

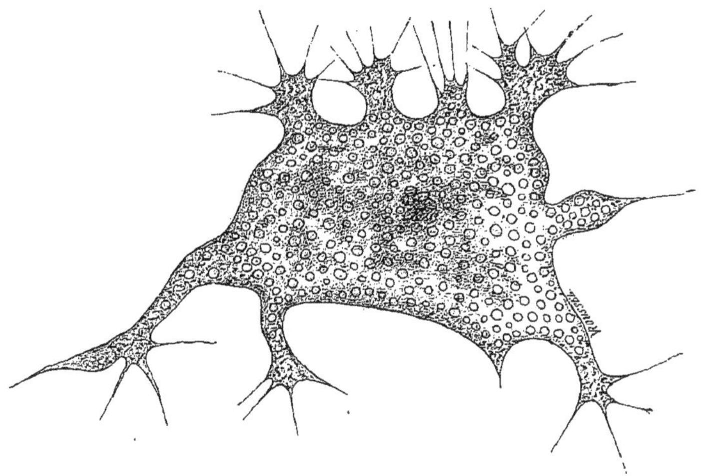

FIG. 33. — Plasmode, formé par les phagocytes de la Bipinnaria.

transformations des globules rouges du sang dans l'intérieur des cellules mésodermiques de la larve correspondent parfaitement à la digestion intracellulaire, phénomène qui peut être suivi également vis-à-vis des globules graisseux du lait.

L'introduction des bactéries sous la peau des Bipinnaires est aussi suivie de l'englobement de ces microbes par les phagocytes du mésoderme. La grande transparence des larves d'échinodermes, permet de constater facilement que les cellules amiboïdes dévorent des bactéries vivantes, puisqu'elles sont encore mobiles.

En comparant les phénomènes de réaction chez les spongiaires, les cœlentérés, possédant un mésoderme, et les échinodermes, on est frappé de leur ressemblance essentielle, malgré les différences que présentent les animaux de ces trois types. Chez les éponges nous avons un mésoderme riche en cellules mobiles et prenant une part considérable dans la fonction de nutrition de ces animaux. La nourriture, parvenue dans leur corps, pénètre régulièrement dans le domaine du mésoderme, qui se trouve en connexion intime avec l'entoderme. Chez les méduses acalèphes et autres cœlentérés à trois feuillets, le mésoderme n'est en rapport direct avec l'entoderme qu'à la période de son développement. Ce dernier une fois terminé, le mésoderme se sépare définitivement de l'entoderme, et ne concourt plus à la nutrition, qui s'accomplit exclusivement par des phagocytes entodermiques. Chez les larves des échinodermes, la séparation des deux feuillets est aussi définitive; le mésoderme est également exclu de la fonction nutritive de l'animal, dont l'entoderme, unique organe de nutrition, n'est point capable de digestion intracellulaire. La digestion s'accomplit à l'aide de diastases sécrétées par les cellules entodermiques dans la cavité intestinale.

Eh bien, malgré toutes ces différences d'organisation, les cellules du mésoderme conservent leurs propriétés de s'approcher des corps étrangers, de les englober et les digérer dans le cas où ils sont digestibles. Les lésions diverses, produites par ces corps étrangers, provoquent chez tous les animaux cités une agglomération de phagocytes mésodermiques avec ou sans formation de plasmodes, ou cellules géantes.

Le point commun des animaux en question consiste encore en ceci, que leurs phagocytes mésodermiques apparaissent sous forme de cellules étoilées du tissu conjonctif, répandues dans une substance intercellulaire semi-liquide ou gélatineuse. Dans tous les cas examinés, il n'y a eu ni sang, ni plasme, ni globules, ni vaisseaux sanguins. Ces organes ne se trouvent ni chez les spongiaires, ni chez les cœlentérés, et n'apparaissent chez les échinodermes qu'à une période beaucoup plus avancée que celles qui ont servi pour les recherches pathologiques citées.

Si nous nous adressons au type si varié des Vers, nous verrons d'abord des phénomènes de réaction qui se rattachent parfaitement à ceux que nous avons déjà vus chez d'autres animaux. Comme représentant des vers inférieurs, prenons le turbellarié si transparent, *Mesostomum Ehrenbergi*, et produisons une lésion sur une partie de son corps. Au bout d'un certain temps, les phagocytes du mésoderme se réuniront à l'endroit lésé, et nous les verrons remplis de granulations, ce qui les rend très ressemblants aux cellules de l'épithélium intestinal qui, chez les turbellariés, sont également de véritables phagocytes. Les cellules mésodermiques sont des éléments amiboïdes mobiles dispersés dans une masse intercellulaire gélatineuse, présentant par conséquent un tissu conjonctif muqueux, rappelant le mésoderme des éponges, méduses et échinodermes.

Chez les Vers plus élevés, les phagocytes mésodermiques sont représentés par des cellules suspendues dans le liquide périviscéral, ou par l'endothélium péritonéal. Ces deux espèces de cellules possèdent les mêmes propriétés phagocytaires très prononcées, et cette analogie fonctionnelle peut expliquer le fait que, chez des représentants très rapprochés, les cellules périviscérales sont tantôt très développées, tantôt manquent complètement. Ces éléments mésodermiques, en dehors de leur rôle phagocytaire, servent encore comme organes de la respiration et d'excrétion (1).

Une écharde, introduite dans la cavité périviscérale d'un annélide, comme par exemple *Terebella*, est bientôt enveloppée d'une couche épaisse de ces cellules « lymphatiques, » dont les propriétés phagocytaires sont prouvées par la facilité avec laquelle elles englobent les petits grains (de poudres colorées ou autres), accolés au corps piquant. Ce qui augmente l'intérêt de ce fait, c'est la présence chez la grande majorité des annélides d'un système vasculaire très développé et complètement clos. La réaction contre les corps étrangers se fait pourtant chez ces animaux au moyen des phagocytes mésodermiques seuls, tandis que les vaisseaux sanguins restent absolument passifs, ce qui peut être facilement constaté grâce à la coloration assez intense du liquide sanguin.

(1) Voir Grobben, *Die Pericardialdrüse der chaetopoden Anneliden*, *Sitzungsber. d. k. Akad. d. Wiss.*, Wien, t. XCVII, 1888.

Les mêmes phénomènes se présentent chez les annélides possédant un système vasculaire développé, mais manquant de phagocytes périviscéraux. En examinant un certain nombre de *Nais proboscidea*, on trouve parfois des individus infectés par des larves de *Gordius*. Celles-ci, après avoir pénétré dans

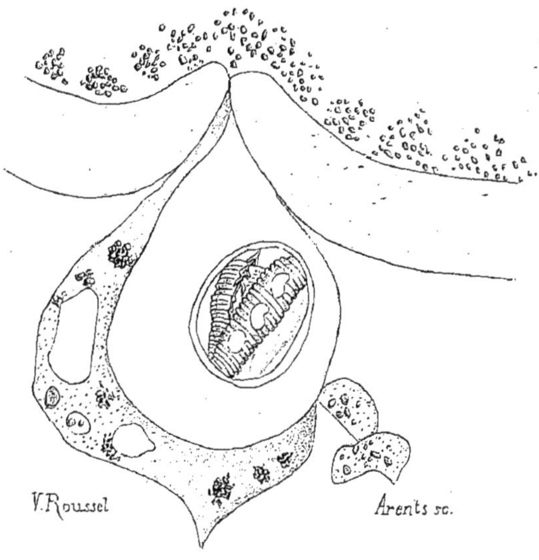

FIG. 34. — Une larve de *Gordius* enkystée et entourée d'un plasmode de *Nais*.

la cavité générale du corps, provoquent une réaction phagocytaire qui se fait uniquement par des cellules péritonéales. Ces dernières envoient des prolongements protoplasmiques, et forment des sortes de petits plasmodes autour des larves, qui se défendent en sécrétant une enveloppe chitineuse et s'entourant d'une sorte de kyste. Quelquefois ces kystes avec leur entourage plasmodique se trouvent fixés tout près des vaisseaux, et pourtant ces derniers ne manifestent aucun phénomène réactif contre le parasite (fig. 33). Si les vaisseaux laissaient exsuder leur contenu dans la cavité de l'enveloppe plasmodique, on pourrait facilement constater ce fait, vu que le plasma sanguin est coloré en jaune, tandis que le liquide périviscéral est parfaitement incolore.

Pour s'assurer de la propriété phagocytaire des cellules péritonéales de *Nais proboscidea*, il faut observer — puisqu'il est impossible de procéder expérimentalement avec cet annélide de petite dimension — des individus infectés par une microsporidie, appartenant aux microbes de la *pébrine*. Ces parasites provoquent également une réaction analogue de la part de l'endothélium péritonéal, et les petites spores se trouvent alors englobées dans l'intérieur des phagocytes détachés du péritoine. Quelquefois on voit ces spores entourées par des vacuoles, tout à fait comme dans les cas les plus typiques de digestion intra-cellulaire.

Les annélides de grande taille peuvent également servir pour des recherches de ce genre. On obtient des renseignements précieux en étudiant les lombrics ordinaires, dont l'organisme devient souvent le siège de différentes espèces de parasites. Parmi ces derniers, les plus répandus et aussi les plus connus sont certainement les *Grégarines* appartenant au genre Monocystis, parasites des organes mâles. Parvenus dans ces organes, ces protozoaires mobiles rencontrent un grand nombre de cellules amiboïdes, qui appartiennent à la catégorie des phagocytes les plus actifs. Munis d'appendices protoplasmiques minces et membraneux (fig. 35, A), ces phagocytes englobent avec la plus grande facilité tous les corps étrangers qu'ils rencontrent. Même étalées sur une préparation faite avec l'humeur aqueuse du lapin ou un autre liquide inoffensif, ces cellules manifestent leur activité phagocytaire en dévorant les grains de couleurs, ou n'importe quels autres petits corps ajoutés à la préparation. Rencontrant un objet plus grand, par exemple un filament de coton, les phagocytes se réunissent en groupes et parviennent à entourer le corps étranger par leur protoplasme (fig. 35, B). Eh bien, ces mêmes cellules réagissent aussi contre les parasites qui ont pénétré dans l'intérieur des lombrics. Pendant que les grégarines se trouvent dans leur état actif, elles repoussent les phagocytes par leurs mouvements violents, de sorte que ces cellules ne parviennent que rarement à se fixer sur le corps du parasite. Mais dès que celui-ci passe à l'état de repos, les phagocytes s'accolent sur sa surface, formant parfois une masse épaisse autour de la grégarine. Cette dernière se trouve évidemment gênée par son enveloppe vi-

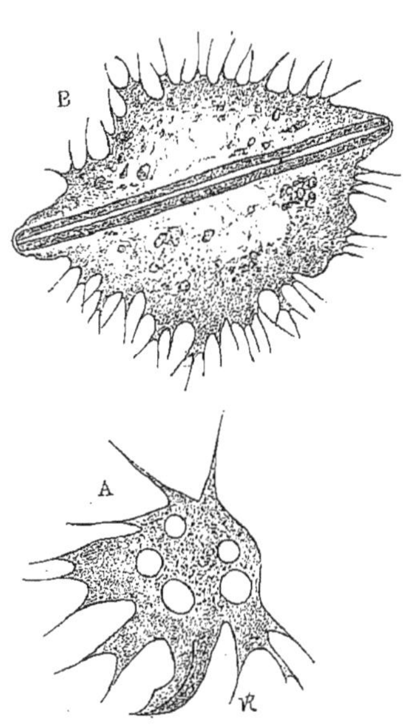

FIG. 35. — A. Phagocyte du lombric. B. Agglomération des phagocytes du lombric autour d'un corps étranger.

vante, et se défend comme la larve de Gordius en sécrétant une enveloppe kystique (Pl. II, fig. 1). Abritée par cette dernière, la grégarine se met à produire des spores en se segmentant en un grand nombre de sphères de plus en plus petites, et en donnant naissance aux pseudo-navicelles tant de fois décrites. Cependant l'enveloppe phagocytique continue à exercer son influence sur le parasite, et parvient souvent à gêner et même à tuer cet intrus. La grégarine enkystée continue à se défendre par des sécrétions chitineuses, qui prennent des proportions exagérées et manifestent leur état anormal en présentant des appendices irréguliers et bizarres (Pl. I, fig. 2). Il arrive que tout le contenu de la grégarine enveloppée devient très réfringent, et le parasite finit par mourir et céder le terrain à ses ennemis (Pl. I, fig. 3). Les phagocytes eux-mêmes subissent des modifications notables autour du parasite et se transforment en cellules plates, soudées entre elles et devenues immobiles (Pl. II, fig. 1, 2). Quelquefois la capsule ainsi formée et présentant la structure du tissu conjonctif, reste très mince; mais le plus souvent elle s'épaissit par suite d'une intervention de nouvelles couches de cellules. Il se trouve parmi celles-ci des éléments très riches en pigment brun. Pendant tout le courant de cette véritable lutte entre le parasite et les phagocytes du lombric, les vaisseaux sanguins de cet annélide, en général développés à un très haut degré, restent complètement inactifs, c'est-à-dire ne présentent ni changements visibles de volume, ni sécrétion du plasma rougeâtre.

Dans les mêmes sacs spermatiques, ainsi que dans

la cavité générale du corps, pénètrent assez souvent aussi des vers nématodes, appartenant au genre Rhabditis. Ces animaux, malgré leur dimension, leur mobilité et la solidité de leur cuticule, ont aussi une lutte à subir avec les nombreux phagocytes du lombric. Ces cellules entourent le nématode enroulé d'une masse compacte qui forme une sorte d'enveloppe épaisse tout à fait semblable à celle qui se produit

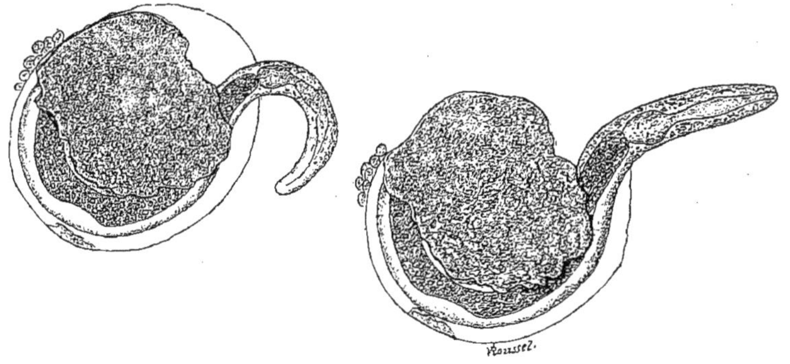

Fig. 36. — Un Rhabditis vivant, entouré d'une masse des phagocytes du lombric.

autour des grégarines. L'examen microscopique des Rhabditis ainsi enveloppés fournit d'abord la preuve directe que les phagocytes ont entouré le nématode parfaitement vivant, puisqu'il se remue dans l'intérieur de la masse phagocytaire (fig. 36). Gêné par celle-ci, le ver sécrète des couches chitineuses qui ne produisent jamais de véritable kyste, mais forment une cuticule supplémentaire atteignant souvent une épaisseur extraordinaire (Pl. I, fig. 4). Cette sécrétion si abondante doit épuiser le parasite, puisqu'il perd les granulations graisseuses dont il était rempli au début, et devient tout à fait transparent (Pl. I, fig. 5).

Les couches chitineuses, devenant de plus en plus épaisses, finissent par former des appendices irréguliers, ce qui donne au rhabditis un aspect étrange et anormal (fig. 37, Pl. I, fig. 4). En isolant les masses phagocytaires avec le ver entouré par sa cuticule supplémentaire, on voit souvent que le nématode parvient à s'échapper, en abandonnant cette cuticule dans l'intérieur de l'enveloppe cellulaire. D'un autre côté, en examinant le contenu des organes mâles du lombric, on trouve parfois, au milieu de capsules phagocytaires, des masses réfringentes, dans lesquelles on reconnaît facilement les couches cuticulaires complètement déformées et les débris du nématode, enseveli par les produits de sa sécrétion.

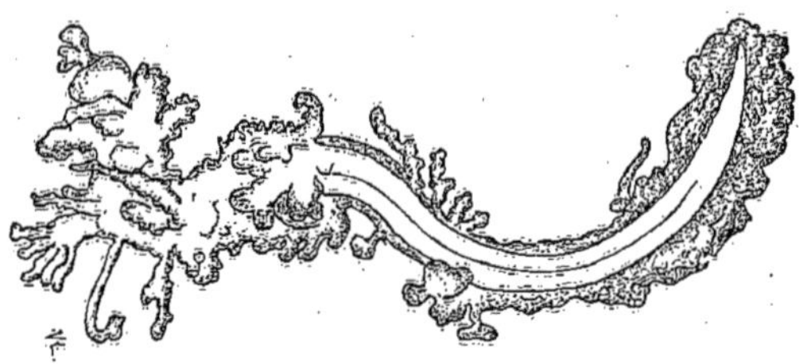

FIG. 37. — Un Rhabditis, débarrassé de son enveloppe phagocytaire afin de montrer les appendices cuticulaires.

Nous assistons donc à une véritable lutte entre deux êtres vivants, appartenant au même type du règne animal. Tandis que le ver nématode se défend à l'aide de sécrétions cutanées, le ver de terre lutte avec une armée de cellules mobiles et douées de propriétés phagocytaires. Il est évident que ces dernières, enveloppant avec leur masse le parasite, gênent ce dernier dans son existence, quoique nous ne puissions pas encore préciser le mode intime de cette réaction phagocytaire. Peut-être empêche-t-elle l'afflux des matières nutritives ou de l'oxygène; peut-être y a-t-il une sécrétion nuisible de la part des phagocytes. Ces questions délicates ne peuvent être résolues que par des recherches minutieuses qui doivent être réservées jusqu'à ce qu'on trouvera des méthodes suffisantes pour les aborder.

Pour le moment nous devons nous contenter de la constatation du fait que les lombrics, comme les annélides en général, réagissent contre divers agents l'infection à l'aide de phagocytes du liquide périviscéral, et non au moyen de sang ou de vaisseaux sanguins parfaitement développés. Cette réaction s'opère de la même façon vis-à-vis des grégarines aussi bien que des nématodes. En ce qui concerne ces derniers, il faut noter comme fait important l'absence de cellules migratrices dans leur organisme. Le système phagocytaire des nématodes se réduit probablement aux phagocytes musculaires développés d'une façon très originale. Ces animaux ont comme moyen de défense la sécrétion de membranes cuticulaires qui présentent une résistance très considérable. Rappelant sous ce rapport les plantes, dont les cellules se défendent aussi par des membranes épaisses et dures, les nématodes ont cela aussi de commun avec elles, qu'ils sont le plus souvent attaqués par des champignons parasites. Ces derniers possèdent d'abord une grande force de croissance et sécrètent aussi des diastases capables de dissoudre les substances les plus résistantes, comme la cellulose.

Parmi les maladies infectieuses des nématodes il

faut en citer une, produite par le parasitisme d'une mucorinée (*Mucor helminthophorus, de Bary*), qui envahit l'intestin et les organes génitaux de l'ascaris du chat (*A. Mystax*) (1), et les infections si fréquentes des nématodes libres, provoquées par plusieurs autres représentants de la classe des champignons. Le plus remarquable est certainement l'*Arthrobothrys oligospora Fres.* parce que cette moisissure, d'après Zopf (2), attrape les anguillulides avec des anses, après quoi elle pousse ses filaments dans le corps du nématode. Ayant pénétré dans celui-ci, le champignon se développe librement dans sa cavité générale et occasionne la mort de l'animal, précédée par une dégénérescence graisseuse complète. A la fin il ne reste du nématode que la cuticule et les enveloppes chitineuses des organes génitaux mâles.

En dehors de ces épidémies, occasionnées par de véritables champignons, les nématodes sont exposés à l'invasion par des chytridinées et des organismes inférieurs, voisins de ceux qui provoquent la maladie du noyau et du nucléole chez les paramécies (3).

Cet aperçu des phénomènes pathologiques chez les cœlentérés, échinodermes et vers, nous a appris que certains de ces animaux réagissent principalement par la régénération très active et prompte des parties lésées, tandis que d'autres se défendent par des sécré-

(1) *Zeitschrift f. wiss. Zool.*, t. II, 1862, p. 135.

(2) *Nova acta Acad. Leopold*, t. XLVII, p. 167 et *Pilze*, 1890, p. 240.

(3) Voir Bütschli, *Studien über die ersten Entwicklungsvorgänge der Eizelle*. Francfurt, 1876, p. 360.

tions de couches chitineuses. Ces deux modes pourtant ne forment que des cas particuliers, tandis que la réaction à l'aide de cellules amiboïdes et mobiles, qui s'agglomèrent autour du corps excitant et l'englobent ou l'enveloppent en entier, représente la règle générale, ne subissant que peu d'exceptions. La réaction de la part de ces cellules phagocytes s'opère par suite de la sensibilité de ces éléments, sans intervention du système nerveux ou vasculaire. Dans tous les cas rapportés ci-dessus les phagocytes se présentaient tantôt comme cellules mobiles du tissu conjonctif, tantôt comme des cellules de la cavité périviscérale. Jusqu'à présent nous n'avons trouvé encore aucun exemple d'action phagocytaire de la part des globules du sang. Il est vrai que dans les cas examinés nous n'avons eu affaire qu'à des animaux privés d'éléments formés dans le sang. Les annélides qui possèdent des globules blancs circulant dans les vaisseaux sont assez rares, et encore la quantité de leurs leucocytes sanguins est-elle très restreinte et de beaucoup inférieure à celle qui se trouve dans la cavité périviscérale.

SIXIÈME LEÇON

Sommaire. — *Arthropodes, Mollusques* et *Tuniciers*. — Leur système sanguin. — Phagocytes de ces invertébrés. — Rate des gastéropodes. — Réaction inflammatoire. — Diapédèse normale chez les ascidies. — Introduction des bactéries dans le corps des ascidies et des crustacés. — Maladie infectieuse des talitres. — Maladies des daphnies. — Introduction des bactéries dans le corps des insectes. — Épidémies chez les insectes.

Un grand nombre d'invertébrés possèdent des globules du sang en forme de cellules incolores qui circulent dans le liquide mis en mouvement par le cœur, toujours présent. Chez ces animaux — Arthropodes, Mollusques — auxquels on peut joindre encore les Tuniciers, la cavité vasculaire et la cavité générale du corps sont réunies en un tout entier. Chez les représentants inférieurs de ces types (nous faisons abstraction de quelques groupes sans trace d'un système vasculaire, comme beaucoup de Copépodes, d'Ostracodes et autres), nous trouvons comme seul organe du système sanguin un cœur en forme de sac ou de tube, ouvert à ses extrémités pour faire écouler le sang, et muni d'ouvertures latérales pour laisser passer ce liquide dans le cœur. A cet organe central s'ajoutent d'abord une ou plusieurs artères principales qui aboutissent à un système de lacunes, dans lequel circule le sang avant de rentrer dans le cœur. Chez les Invertébrés plus développés, surtout chez les Mollusques, il s'ajoute encore un système veineux, quelquefois très développé, comme par exemple chez les Céphalopodes. Mais dans tous les cas sans exception, même lorsqu'il se forme un grand nombre de ramifications vasculaires, entre le système artériel et veineux existe un réseau de lacunes, restes d'une cavité générale, remplies de sang.

Les globules du sang sont représentés par des cellules incolores (à de rares exceptions près), possédant un seul ou, rarement, deux noyaux et un protoplasma capable de mouvements amiboïdes. Chez beaucoup d'invertébrés, ces globules ne sont constitués que par une seule espèce de cellules mobiles avec de rares granulations, tandis que chez certains autres, comme beaucoup d'insectes et de mollusques, il existe deux espèces de leucocytes : des leucocytes granuleux, avec un grand nombre de granulations grossières, et des leucocytes hyalins avec très peu ou pas de granules. C'est surtout cette dernière catégorie qui nous intéresse.

Les leucocytes des arthropodes, des mollusques et des tuniciers sont en général des cellules amiboïdes et phagocytaires, qui se distinguent des globules blancs des vertébrés par la présence d'un seul noyau rond ou ovale non lobé. Il n'existe point chez les invertébrés qui nous occupent de leucocytes polynucléaires, comme on ne trouve point chez eux de système de vaisseaux capillaires entièrement clos.

Les leucocytes des trois types cités manifestent des fonctions phagocytaires très prononcées. C'est justement chez un représentant de ces invertébrés qu'on fit, en 1862, la première découverte de la propriété des leucocytes d'englober des corps étrangers. En injectant le mollusque Thethys avec de l'indigo, M. Haeckel (1) constata que les granules de cette couleur se retrouvèrent dans l'intérieur des globules sanguins. Les expériences avec plusieurs autres espèces animales prouvèrent qu'il s'agissait d'un fait d'une portée générale, ce qui a été confirmé depuis par plusieurs observateurs. Il est par conséquent tout à fait étonnant qu'un auteur tout récent, M. Griesbach (2), émette des doutes au sujet de la phagocytose des globules blancs des mollusques acéphales. N'ayant pu constater un englobement suffisant après des injections de poudre mélangée avec de l'eau, M. Griesbach pense que dans les conditions normales la phagocytose ne s'opère point chez les acéphales. Il est très probable que les résultats si peu satisfaisants de cet auteur sont dus à la dilution de la poudre colorée dans une trop grande quantité d'eau, qui a dû amener le gonflement des leucocytes. En procédant plus soigneusement, on peut facilement constater que chez les mollusques, comme chez tant d'autres animaux, les leucocytes englobent avidement les corps solides avec lesquels ils se trouvent en contact. Les mollus-

(1) *Die Radiolarien*, 1862, p. 104.
(2) *Archiv für mikroskop. Anatomie*, t. XXXVII, p. 86.

ques transparents, comme les Phylliroë, qu'on peut examiner directement au microscope à l'état vivant, se prêtent surtout à ces recherches.

Chez quelques mollusques gastéropodes, en dehors des globules blancs, il existe encore une forme particulière de phagocytes qui constituent une espèce de rate chez ces invertébrés. Cette découverte importante a été faite récemment par M. A. Kowalewski (1), qui a prouvé que les corps solides injectés dans le sang des Pleurobranchæa et plusieurs autres genres (Philine, Gasteropteron, Doris) s'accumulent dans un organe particulier, découvert par M. de Lacaze-Duthiers et décrit sous le nom de « glande indéterminée ». Les cellules de cette « rate » englobent et digèrent un grand nombre de corps étrangers (globules sanguins, grains de vitellus, corpuscules du lait), comme l'a parfaitement établi M. Kowalewsky.

Les phagocytes, si répandus chez les invertébrés qui font le sujet de cette leçon, réagissent vis-à-vis de toute sorte de lésions provoquées ou accidentelles chez ces animaux. Très souvent on rencontre des crustacés transparents comme les Daphnies ou les Branchipus, dont les parois présentent des taches brunes, provenant de morsures faites par d'autres individus. En dessous de ces eschares on trouve généralement un amas de leucocytes qui restent réunis à l'endroit lésé jusqu'à la guérison complète de la blessure (2). En produisant d'une façon délicate une faible lésion ar-

(1) *Mémoires de la Société des Naturalistes de la Nouvelle Russie*, t. XV, 1890 (en russe).

(2) La régénération très prompte de l'épiderme chez les arthropodes sert à la guérison très rapide de leurs plaies.

tificielle chez de semblables animaux, on voit sous le microscope les leucocytes se diriger et se fixer à l'endroit atteint. Un sujet commode pour ce genre d'expériences est fourni par les appendices caudaux des Argulus, chez lesquelles les leucocytes s'accumulent aussitôt après qu'on a pratiqué un traumatisme artificiel (fig. 38).

L'introduction de corps étrangers assez volumineux (par exemple de toutes sortes d'échardes) peut être facilement pratiquée avec des larves de divers coléoptères (hanneton, oryctes et autres), avec des mollusques, comme le Thethys ou Phylliroë et des ascidies (1). Dans tous les cas on voit un grand nombre de leucocytes s'accumuler autour du corps étranger, englobant tous les petits fragments ou granules introduits, comme par exemple la poudre de carmin avec laquelle on frotte l'écharde.

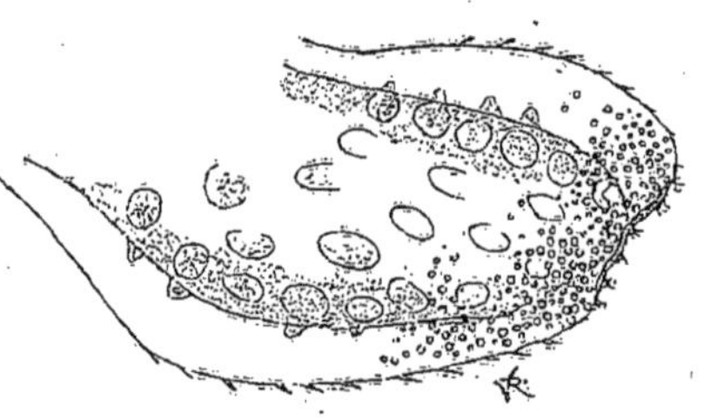

FIG. 38. — Appendice caudal d'Argulus en état d'inflammation.

Il se produit donc constamment une réaction phagocytaire qui se manifeste tantôt sous forme d'une infiltration leucocytaire autour du corps étranger, tantôt sous forme d'une capsule, composée d'une masse de leucocytes. Cette réaction exsudative et inflammatoire, accompagnée souvent d'une formation de cellules géantes n'a aucun rapport avec une diapédèse,

(1) Voir les *Arbeiten des zoologischen Inst. zu* Wien, 1883, t. V, p. 153.

par la simple raison que les arthropodes et mollusques ne possèdent qu'un système vasculaire incomplètement clos, et réuni avec la cavité générale du corps.

Chez les invertébrés il n'y a qu'un seul exemple de diapédèse, dont l'intérêt est tel que le cas mérite d'être relaté en particulier. Les ascidies sont recouvertes d'une tunique, placée en dehors de l'épiderme de l'animal. Composée d'une substance cellulosique, cette tunique, souvent très épaisse, renferme un très grand nombre de cellules amiboïdes munies d'appendices mobiles. Comme cette couche avec ses cellules se trouve en dehors de l'épiderme, on était toujours tenté de l'envisager comme une sécrétion cutanée, renfermant des cellules d'origine ectodermique. Les dernières recherches de M. A. Kowalewski (1) ont démontré que cette théorie n'était point fondée, et qu'en réalité les cellules de la tunique des ascidies n'étaient autre chose que des leucocytes immigrés à travers les parois épidermiques de l'animal. Ces cellules, d'origine mésodermique, sont des phagocytes très actifs, capables d'englober toute sorte de corps solides, et entre autres des organes en voie d'atrophie. L'introduction d'échardes dans la tunique des ascidies provoque une agglomération de ces phagocytes, produisant ainsi une sorte d'infiltration de la tunique.

Nous voyons donc là un exemple où la diapédèse à travers les parois épidermiques se fait d'une façon

(1) *Mémoires de la Société des Naturalistes de Saint-Pétersbourg*, novembre 1890 (en russe).

absolument normale et tout à fait indépendamment d'une inflammation. Cette dernière s'accomplit à l'aide des mêmes phagocytes se réunissant autour des corps étrangers.

M. Lubarsch (1) a pu confirmer que les cellules mobiles de la tunique des ascidies s'accumulent en masse autour des corps étrangers introduits par piqûre. Il a été moins heureux dans ses expériences avec des bacilles charbonneux, inoculés dans l'organisme des différentes ascidies. Les bactéridies, introduites dans la tunique, n'étaient englobées qu'en partie et cependant celles qui restaient en dehors des phagocytes présentaient des signes évidents de dégénérescence. M. Lubarsch n'a pas examiné l'influence directe des parties liquides de la tunique sur les bactéridies, de sorte que ses expériences, du reste peu nombreuses, ne permettent aucune conclusion définitive. En les interprétant il ne faudrait pas perdre de vue qu'elles étaient exécutées au mois de mars, lorsque la température basse pouvait avoir une influence nuisible sur les leucocytes, et que la tunique des ascidies doit présenter en général un milieu très peu favorable pour le développement des bactéridies et la production de leurs toxines (2).

M. Lubarsch (3) a fait aussi quelques expériences

(1) *Untersuchungen über die Ursachen der angeborenen und erworbenen Immunität.* Berlin, 1891, p. 75.

(2) Je dois rappeler ici que les ascidies composées comme les Bothryllus, présentent très souvent des phagocytes de leur tunique remplies de différentes bactéries. Et cela chez les animaux fraîchement recueillis dans la mer.

(3) *Untersuchungen über die Ursachen der angeborenen und erworbenen Immunität.* Berlin, 1891, p. 77.

analogues avec des « crustacés marins », sans obtenir de meilleurs résultats. Ces expériences n'ont été relatées que d'une façon très succincte, de sorte que leur critique devient impossible. Et cependant il existe un grand nombre de faits qui démontrent, de la façon la plus évidente, les propriétés phagocytaires très prononcées des leucocytes de différents crustacés.

MM. Hermann et Canu (1) ont réussi à introduire dans la cavité du corps des Talitres un champignon parasite (voisin des Oïdium) et à provoquer ainsi une maladie presque toujours mortelle pour ces crustacés. Le développement du parasite excite une réaction de la part de l'organisme, qui se manifeste par une phagocytose prononcée des leucocytes. « Au septième jour — disent les auteurs cités — le sang, limpide jusque-là, devient sensiblement opalescent et le trouble s'accentue pendant le huitième et le neuvième jour, à mesure que les parasites pullulent davantage. C'est aussi au cours de cette période que l'on observe une phagocytose des plus actives : en examinant à de forts grossissements le sang fixé à la vapeur osmique et coloré au picro-carmin, on voit les micro-organismes inclus dans les globules, en nombre variable (depuis un jusqu'à 20 et au delà) et subissant au sein du protoplasma les phases successives de la digestion intracellulaire ; ils y deviennent plus pâles, perdent leur réfringence et augmentent de volume, principalement par gonflement de leur membrane d'enveloppe ; finalement l'emplacement qu'ils occupaient n'est plus

(1) *Comptes rendus de la Société de Biologie*, 1891, p. 646.

marqué que par une sorte de vacuole incolore qui conserve encore pendant quelque temps la forme allongée du parasite ». Outre les globules du sang, ce sont encore des cellules périartérielles qui accomplissent des fonctions phagocytaires, sans cependant être en état de digérer les champignons. Ces derniers finissent donc par triompher en amenant la mort du Talitre.

Ce même genre d'amphipodes nourrit comme parasites des bactéries lumineuses, fait découvert par MM. Giard et Billet (1).

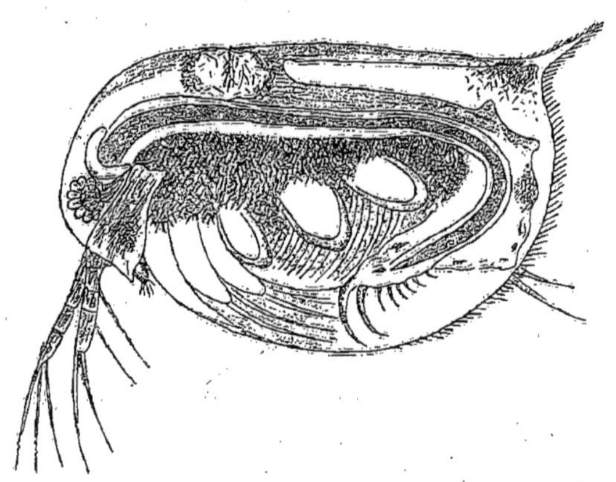

Fig. 39. — Daphnie, envahie par les Monospores.

Un grand nombre de crustacés sont sujets à différentes maladies infectieuses dont l'étude présente un grand intérêt au point de vue de la pathologie en général, et du problème de l'inflammation en particulier. Ce sont surtout les Daphnies qui sont commodes pour ce genre d'étude, aussi bien par la transparence et la petitesse de leur corps, que par la fréquence et

(1) *Comptes rendus de la Société de Biologie*, 1891, p. 646.

la variété de leurs maladies. Parmi ces dernières on trouve des infections produites par des bactéries, des sporozoaires ou des saprolégnies. Mais la maladie infectieuse la plus intéressante est sûrement celle qui est provoquée par un champignon à bourgeonnement, (une sorte de levure, décrite sous le nom de *Monospora bicuspidata*) (1) et qui, atteignant la *Daphnia magna*, se trouve en abondance à Paris (bassin des reptiles du Jardin des Plantes) et dans ses environs.

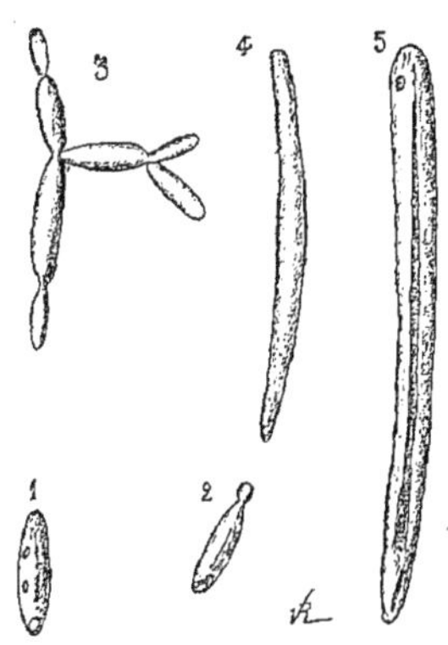

Fig. 40. — Différents stades de la Monospora.
1. Conidie jeune. — 2, 3. Conidie en voie de bourgeonnement. — 4. Conidie allongée. — 5. Spore.

Parmi les nombreux individus de ce crustacé, on rencontre des spécimens se distinguant par une teinte blanche laiteuse. Examinés sous le microscope, ces derniers présentent leur cavité générale presque entièrement remplie de petits corps en forme d'aiguilles très minces (fig. 39), accolées à la paroi du cœur ou flottant dans la cavité. Une étude plus approfondie démontre aussitôt qu'il s'agit ici de spores très effilées et logées dans l'intérieur d'une enveloppe (fig. 40,5). A côté des spores entièrement formées, on aperçoit des cellules allongées et des conidies ovales se reproduisant par bourgeonnement, d'une façon tout à fait semblable à des levures (fig. 40,1-4).

Une Daphnie, envahie par une masse de ces cham-

(1) *Archives de Virchow*, t. XCXVI, p. 177.

pignons, finit toujours par succomber, laissant un cadavre rempli de spores mûres. D'autres Daphnies, se nourrissant de toutes sortes de détritus qu'elles trouvent au fond des eaux, avalent des spores en forme d'aiguille et s'infectent ainsi par les voies digestives. La spore, débarrassée de son enveloppe dans l'intestin, perce celui-ci et pénètre en partie ou totalement dans la cavité générale du corps du crustacé. Mais, à peine apparue en dehors de la paroi intestinale, la spore subit l'attaque de la part des leucocytes, amenés par le courant sanguin. Ces cellules se fixent sur la spore, l'enveloppent par leur masse (en se soudant souvent en plasmodes) et lui font subir toute une série de transformations remarquables. La spore, englobée par les leucocytes, perd d'abord la régularité de ses contours, devient sinueuse et se transforme finalement en un amas de granulations brunâtres (fig. 41, 1-4) dans lesquelles on ne pourrait point reconnaître la spore dégénérée, si on ne connaissait pas leur origine. La preuve de ce que cette dégénérescence est véritablement occasionnée par une influence phagocytaire est fournie par des spores, dont une moitié seulement est englobée par des leucocytes, tandis que l'autre reste fixée dans

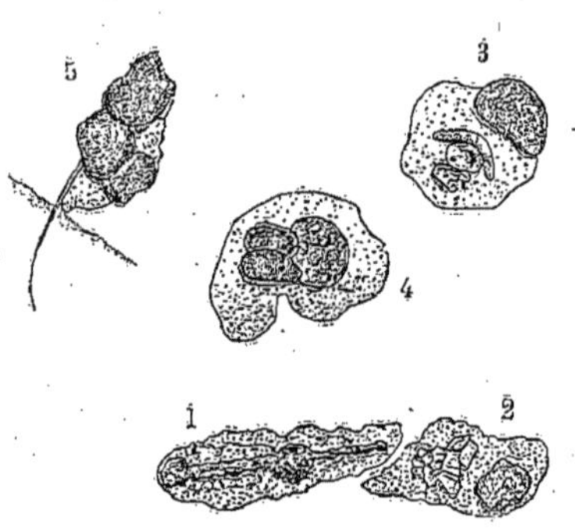

FIG. 41. — Spores de la Monospora, entourées par les leucocytes de la Daphnie.

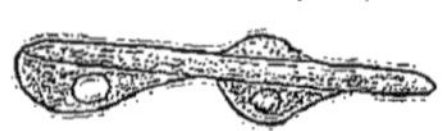
FIG. 42. — Conidie allongée de la Monospora entourée par deux leucocytes.

la paroi intestinale ou bien ressort en dehors de la peau de l'animal. Dans ces cas (fig. 41,5), ce n'est que la partie entourée par les phagocytes qui subit la transformation décrite, tandis que l'autre, soustraite à l'action de ces cellules, reste parfaitement intacte.

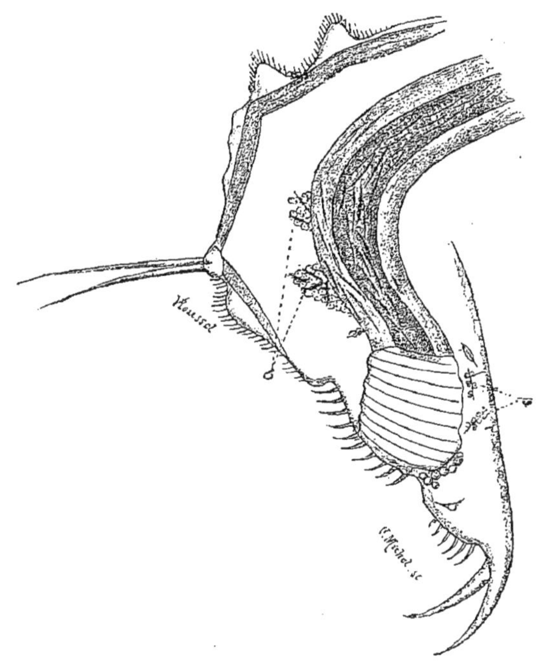

FIG. 43. — Partie postérieure d'une Daphnie.
a. Spores de la *Monospora*, entourées par des amas de leucocytes.

Lorsqu'un grand nombre de spores pénètrent en même temps dans la cavité générale de la Daphnie, il se produit un amas de leucocytes, rappelant ainsi une infiltration ou une exsudation cellulaire (fig. 43,a). Nous voyons alors exactement le même phénomène que celui qui se produit à la suite du traumatisme, mentionné plus haut.

L'action phagocytaire des leucocytes, si manifeste et si facile à étudier chez les Daphnies transparentes, détruit des spores du microbe pathogène, empêche la germination du parasite et protège par conséquent l'organisme envahi. Il m'est arrivé plusieurs fois d'isoler des Daphnies contaminées et de les conserver en pleine santé, grâce à la destruction des spores par les phagocytes. Si au contraire le nombre des spores avalées va toujours en augmentant, ou si, pour une autre raison quelconque, la protection phagocytaire devient insuffisante, les spores parviennent à germer, donnant naissance à des conidies bourgeonnantes. Bien que ces formes végétatives soient aussi attaquées par les leucocytes, la Daphnie devient inévitablement la proie des parasites, et périt au bout de peu de jours. Cela provient de ce que les conidies se multiplient avec une trop grande vitesse et sécrètent quelque poison qui dissout les leucocytes. A la fin de la maladie, on ne voit circuler dans la cavité du corps de la Daphnie que des conidies, tous les phagocytes ayant complètement disparu.

Il est tout à fait incontestable que toute l'histoire de cette maladie des Daphnies se résume en une lutte de deux éléments, cellules du parasite et phagocytes. Malgré l'activité si étonnante des premières, dans la grande majorité des cas c'est la Daphnie, protégée par ses phagocytes, qui prend le dessus. Voilà pourquoi dans un bassin ou un aquarium, dans lequel sévit une épidémie de Monospora, la population des Daphnies reste toujours abondante. Il y a tous les jours des individus qui meurent de cette maladie, tandis que la majorité résiste bien et se propage, comblant ainsi les lacunes formées par les morts.

Bien différents sont les ravages occasionnés par des parasites qui ne rencontrent aucune résistance de la part des phagocytes. Tel est le cas pour les Saprolégnies. Les spores de ces champignons germent sur la surface extérieure des Daphnies ou d'autres crustacés (par exemple les Branchipus) et poussent leur filament mycélien dans le corps de ces animaux. Souvent ce filament utilise les petites fissures et les orifices produits par différentes causes (blessures ou petits canaux percés par des spores de Monospora, etc.). Une fois entrée dans la cavité du corps des crustacés, la Saprolégnie continue son développement dans ce milieu rempli de sang, ne rencontrant point d'obstacle d'aucun côté. Les leucocytes manifestent une grande indifférence vis-à-vis du mycélium qui se développe. Ce dernier finit du reste par dissoudre ces cellules et par amener la mort certaine de l'animal envahi. Une fois qu'une épidémie de Saprolégnies s'est manifestée dans un aquarium, on peut être sûr qu'elle ne s'arrêtera pas avant d'avoir détruit toutes les Daphnies ou tous les Branchipus (1).

Plusieurs autres maladies des Daphnies, comme celles qui sont occasionnées par des bactéries *Pasteuria ramosa* (2) ou *Spirobacillus Cienkowskii* (3), ou bien des maladies produites par des sporozoaires (pé-

(1) Les Branchipus et les Artemia sont sujets à la maladie produite par la Monospora. Les phénomènes pathologiques dans ces cas doivent encore être étudiés.

(2) *Annal. de l'Inst. Pasteur*, 1888, p. 165.

(3) *Ibid.*, 1889, p. 265.

brine et autres), ne rencontrent qu'une faible résistance de la part des phagocytes. Dans ces conditions, il est tout naturel que ces maladies, une fois déclarées, ne guérissent jamais et amènent sûrement la mort des animaux attaqués.

La faiblesse de la protection phagocytaire, qui nous frappe chez les crustacés, se trouve très probablement en relation avec l'épaisseur des parois cuticulaires qui revêtent non seulement toute la surface extérieure, mais aussi l'intestin de ces animaux. Or, la cuticule chitineuse est très résistante et ne permet pas le passage de la grande majorité des microbes. Aussi voyons-nous que les petits crustacés, munis d'une enveloppe très dure, comme certains Copépodes, peuvent se passer complètement de phagocytes et ne renferment point de globules dans leur sang.

En ce qui concerne l'inflammation et la résistance vis-à-vis des microbes, les insectes se rattachent complètement aux crustacés. Toute sorte de traumatisme provoque chez eux aussi une accumulation des leucocytes à l'endroit menacé, fait dont on peut facilement se convaincre en cautérisant les pointes des appendices caudaux chez les larves d'éphémérides ou autres.

M. BALBIANI (1) a publié des recherches très intéressantes sur les Bactéries introduites dans le corps de différents insectes et araignées. Il a trouvé que beaucoup de bactéries saprophytes sont pathogènes et même mortelles pour un grand nombre de ces arthro-

(1) *Comptes rendus de l'Académie des Sciences*, t. CIII, p. 952.

podès. Mais tandis que les insectes riches en leucocytes, comme certains orthoptères, notamment les gryllides, résistent parfaitement à l'introduction d'un grand nombre de bacilles, les espèces pauvres en sang et en leucocytes, comme les lépidoptères, diptères et hyménoptères, sont très sujettes à l'infection par les saprophytes. La résistance des insectes de la première catégorie « doit être attribuée à l'action qu'exercent sur les bacilles deux ordres d'éléments de l'organisme des insectes, savoir, d'une part, les globules du sang qui, au moyen de leurs expansions pseudopodiques, s'emparent des bacilles flottants dans le sang, et les font pénétrer dans leur substance, où ils sont promptement désorganisés; d'autre part, les éléments du tissu péricardial, constitués par de grandes cellules à noyaux multiples, qui entourent le cœur ou vaisseau dorsal sous forme de plaques ou de cordons cellulaires plus ou moins développés suivant les types. A l'exclusion de tous les autres tissus du corps, le tissu péricardial a la propriété de retenir les bacilles charriés par le sang, et de les faire pénétrer dans l'intérieur de ses cellules composantes, où ils se détruisent comme dans les corpuscules sanguins (p. 953). »

Les insectes, si sensibles à l'infection par les bactéries les plus répandues et en apparence les plus inoffensives, sont néanmoins très rarement sujets à des épidémies d'origine bactérienne. La cause en est très probablement dans l'absence, chez les bactéries, de moyens pour pénétrer à travers les parois cuticulaires solides qui revêtent la peau, le canal intestinal et les trachées des insectes. Outre la flacherie des vers à soie, découverte par M. Pasteur (1) et faisant ses invasions par l'intestin, il existe chez les larves d'insectes quelques autres maladies, occasionnées par des bactéries. Ainsi les larves de l'*Anisoplia austriaca*, dans la Russie méridionale, sont quelquefois envahies par un bacille qui, par son aspect allongé et recourbé en forme de genou, rappelle beaucoup la bactéridie charbonneuse. Au début de l'infection les larves ne se distinguent en rien des individus normaux, et ce n'est qu'après l'envahissement total du sang qu'elles manifestent des signes de maladie, bientôt suivie de la mort.

Bien plus fréquentes sont les maladies provoquées par des champignons ou par des sporozoaires, c'est-à-dire par des parasites qui sont beaucoup mieux appropriés que les bactéries pour la pénétration à travers les sécrétions chitineuses des insectes. Les champignons possèdent dans leur force de croissance un moyen vigoureux pour traverser les parois cuticulaires, tandis que les sporozoaires ont un stade amiboïde, mobile, qui leur permet de pénétrer dans les endroits les mieux protégés.

Les conidies des champignons, qui se reproduisent dans le sang des insectes, rencontrent quelquefois une certaine résistance de la part des phagocytes, comme on peut le conclure d'une observation de de Bary (2) sur les conidies du *Cordiceps militaris*, englobées par les leucocytes des chenilles. Mais dans la

(1) *Études sur la maladie des vers à soie*, 1870, t. I.

(2) *Vergleichende Morphologie und Biologie d. Pilze*, 1884, p. 399.

majorité des cas examinés à ce point de vue, les filaments mycéliens et les conidies se développent dans le sang sans aucune entrave. C'est ce que je puis surtout avancer pour ce qui concerne l'*Isaria destructor* envahissant le corps du *Cleonus punctiventris* à l'état de larve, de chrysalide ou de coléoptère parfait. La spore verte et ovale du parasite germe à la surface du corps, donnant naissance à un petit filament. Ce der-

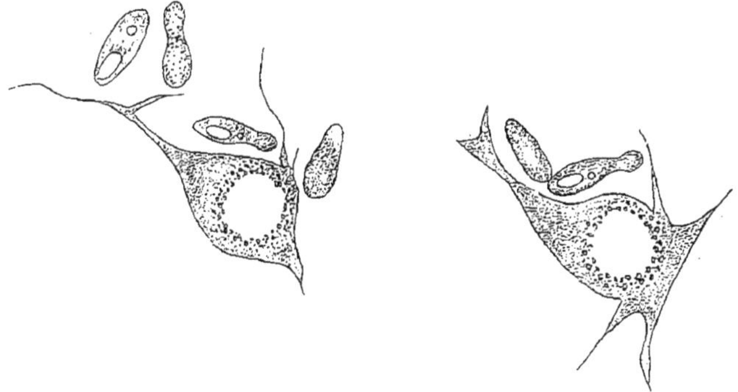

Fig. 44. — Un leucocyte du *Cleonus*, pris dans deux phases de mouvements. Les conidies de l'*Isaria*, se trouvant à côté, ne sont point englobées.

nier éprouve une grande difficulté à percer la cuticule, qui brunit autour de la piqûre faite par le parasite. Mais, aussitôt que cet obstacle a été vaincu, le filament pénètre dans la cavité générale, baignée de sang, et s'y développe sans la moindre gène. Les leucocytes s'approchent parfois du filament ou des conidies détachées de ce dernier, mais n'englobent point les parasites (fig. 44, 45). Aussi ces intrus ne tardent pas à envahir l'animal entier et à le transformer en une masse dure, si caractéristique pour les cadavres des insectes morts de l'une des différentes espèces de « muscardine ». Ces épidémies, qui n'ont qu'un obstacle à vaincre, la solidité des parois cuticulaires, produisent souvent de grands ravages parmi les insectes. On se souvient des pertes, occasionnées autrefois par la muscardine des vers à soie. L'épidémie

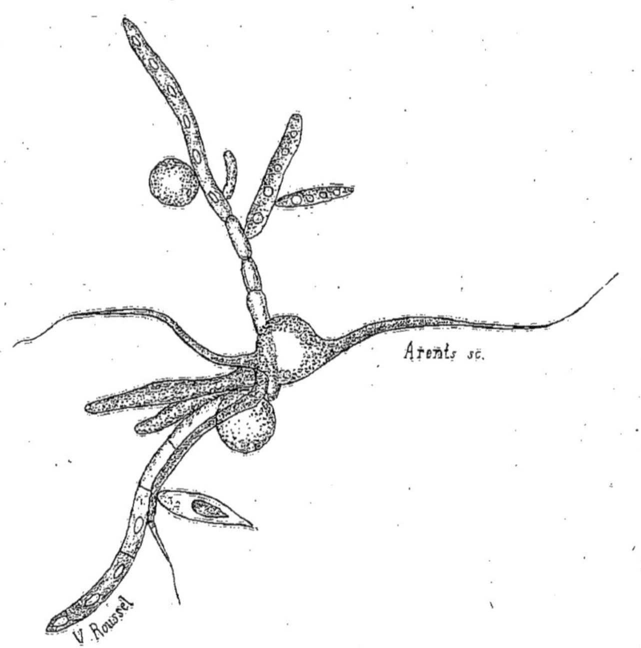

FIG. 45. — Conidies libres de l'*Isaria* dans le plus proche voisinage des leucocytes du *Cleonus*.

produite par l'*Isaria destructor* envahit plusieurs espèces de coléoptères et notamment les *Cleonus punctiventris*. Souvent, dans la nature, plus d'une moitié de ces insectes si nuisibles à la betterave périssent envahis par le parasite. Les propriétaires des plantations de la betterave dans la Russie du sud-ouest font, d'après le taux de la mortalité, occasionnée par la « muscardine verte » parmi les Cleonus, le calcul de la quantité de la graine qu'il faudra employer pour la semaille. On a acquis la conviction que sans le secours naturel de la part d'Isaria destructor, la culture de la betterave dans la région mentionnée serait impossible.

Les maladies des insectes, occasionnées par les sporozoaires, notamment la pébrine des vers à soie, n'ont pas encore été étudiées au point de vue de la pathologie comparée de l'inflammation. On connaît (1) la microsporidie comme cause de la pébrine, et son état amiboïde qui lui permet de s'introduire même dans l'intérieur de différentes cellules, comme les jeunes ovules; mais on n'a pas encore examiné la question si le parasite de la pébrine entre en collision avec les phagocytes. Chez les Daphnies, également sujettes à l'attaque par les microsporidies, la résistance de la part des leucocytes est très faible et ne se manifeste que vis-à-vis des spores. L'état plasmique se développe dans le plus proche voisinage des leucocytes, sans que ces cellules interviennent d'une façon quelconque dans la marche de la maladie. La microsporidie qui se développe si librement dans la cavité du corps de la Daphnie et qui finit par envahir l'animal entier, ne détruit point les leucocytes. Ces derniers circulent dans le sang et se fixent temporairement sur la surface du parasite, comme s'il s'agissait d'un corps inoffensif quelconque.

En résumant ce chapitre sur les phénomènes réac-

(1) Voir surtout M. BALBIANI, *Leçons sur les sporozoaires*, 1884, p. 150 et suiv.

tionnels des invertébrés munis de globules du sang amiboïdes et phagocytaires, nous devons conclure que tous ont la propriété de produire une accumulation de ces cellules autour des points lésés. Cette réaction inflammatoire se produit à la suite de toute sorte de traumatisme (cautérisation, introduction des échardes, morsures, etc.). Elle se manifeste aussi dans la marche de certaines infections, comme dans l'exemple des Daphnies contaminées par les Monospores. Dans les cas où l'inflammation phagocytaire s'accomplit dans une large mesure, ce sont des leucocytes expédiés par le courant sanguin et fixés à l'endroit menacé grâce à leur sensibilité. La circulation lacunaire facilite l'accès des leucocytes et rend inutile une organisation spéciale pour le passage de ces cellules, comme cela a lieu chez les vertébrés.

Mais bien souvent la sensibilité des leucocytes reste négative, ce qui favorise singulièrement l'accès de toute sorte de parasites. Dans ces cas, ce sont surtout les sécrétions chitineuses enveloppant l'animal d'une couche protectrice qui le protègent contre l'invasion. Nous avons chez les arthropodes un moyen de défense semblable à celui que nous avons vu chez les nématodes et les plantes. Seulement, dans ce type des invertébrés, les représentants entièrement dépourvus de phagocytes sont très rares, la grande majorité des arthropodes présentant déjà un système de ces défenseurs plus ou moins développé.

SEPTIÈME LEÇON

SOMMAIRE. — *Vertébrés.* — Amphioxus. — Embryons des axolotes. — Jeunes larves des urodèles. — Comparaison avec les invertébrés. Têtards. — Diapédèse. — Cellules migratrices. — Cellules fixes. — Propriété phagocytaire des leucocytes. — Les cellules fixes sont-elles aussi phagocytes ? — Transformation des leucocytes en cellules fixes. — Sort des leucocytes non transformés.
Évolution de l'inflammation dans le monde organisé.

Le dernier survivant des vertébrés inférieurs, l'*Amphioxus lanceolatus*, se distingue étrangement de tous ses congénères au point de vue pathologique. Ne possédant point de globules du sang quelconques, il n'est muni que d'une très faible quantité de cellules mobiles du tissu conjonctif. Aussi toutes les tentatives pour provoquer chez lui des phénomènes inflammatoires n'ont donné que des résultats négatifs. Des brûlures par le nitrate d'argent, des lésions par des instruments tranchants ne donnent lieu à aucune réaction visible. Cela tient évidemment à ce que l'Amphioxus possède dans sa membrane limitante résistante un moyen très important de défense, se rapprochant à ce point de vue des nématodes et des autres animaux, protégés par des sécrétions membraneuses, et même des plantes.

Pour obtenir des phénomènes réactifs semblables à ceux que présente la plupart des invertébrés possédant un mésoderme, il faut s'adresser à la classe des

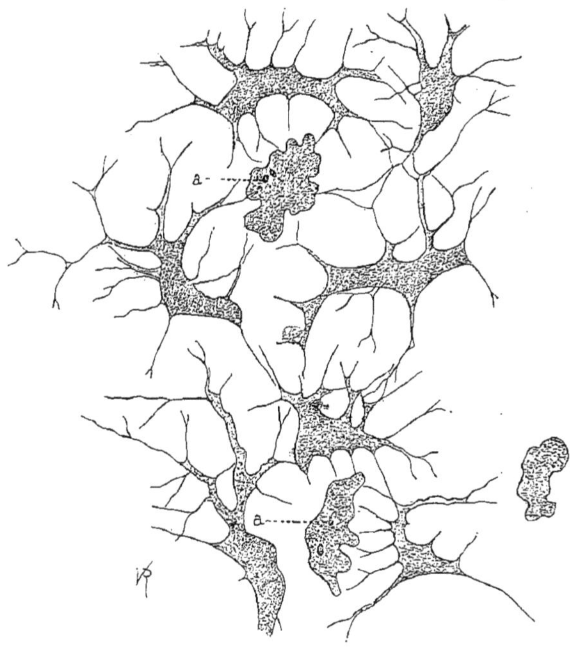

Fig. 46. — Tissu conjonctif de la nageoire d'un embryon d'Axolote. a. cellules mobiles.

poissons, dont tous les représentants manifestent déjà le processus inflammatoire, comme nous le trouvons chez les animaux supérieurs. Mais, comme les poissons ne se prêtent que fort mal à l'étude sur le vivant, il vaut mieux passer aux amphibies, dont les états larvaires peuvent vraiment servir comme objet classique dans les recherches de ce genre. Ce sont les nageoires caudales des larves d'Urodèles (tritons et axolotes) et des têtards de Batraciens qui fournissent de beaucoup le meilleur matériel pour l'étude de l'inflammation chez les vertébrés.

Arrêtons-nous d'abord sur les Urodèles ; nous avons

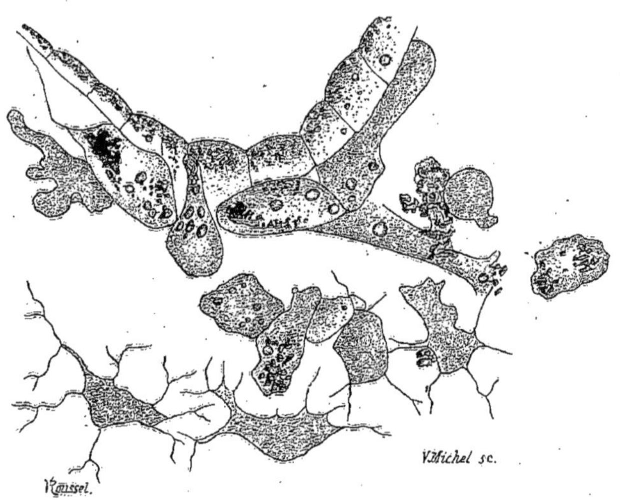

Fig. 47. — Point enflammé d'un embryon d'Axolote.

d'autant plus le droit de faire ainsi que ces animaux forment le groupe inférieur des amphibies.

Chez l'embryon d'axolote (je me suis servi toujours de la race blanche, comme plus commode pour les recherches sur l'inflammation) le rudiment de la nageoire est complètement dépourvu de vaisseaux sanguins et lymphatiques. Il est composé, en dehors de l'épiderme, d'une couche de cellules mésodermiques qui se divisent de très bonne heure en deux catégories : cellules fixes, avec des prolongements qui se ramifient et présentent alors la forme de bois de cerf, et cellules mobiles avec des appendices mobiles plus gros, point ou peu ramifiés. Quoique les cellules fixes forment la majorité des éléments de ce tissu conjonctif, les cellules migratrices se rencontrent pourtant en assez grand nombre (fig. 46).

Des embryons d'axolote de dix à quinze jours de développement, débarrassés des enveloppes de l'œuf, vivent facilement dans l'aquarium et peuvent déjà servir pour les expériences sur l'inflammation. Si on touche un bord de la nageoire d'un embryon pareil (préalablement curarisé) avec un tout petit fragment de nitrate d'argent, qu'on éloigne aussitôt avec un courant d'eau salée, on obtient une petite brûlure très limitée. On peut se servir également d'une aiguille chargée d'une poudre de carmin ou d'indigo, avec laquelle on produit à la nageoire une faible lésion. Par les deux procédés on tue d'abord un certain nombre de cellules et on découvre une partie de la nageoire qui s'imbibe d'une certaine quantité d'eau. Sous l'influence de ce liquide, les cellules voisines sont immédiatement affectées, ce qui s'aperçoit par l'aspect moins réfringent et vacuolisé de ces éléments, surtout des cellules étoilées. Peu de temps après l'opération on peut voir déjà un certain nombre de cellules migratrices se diriger vers le point lésé, tandis que l'épiderme se plie et recouvre la plaie. Le lendemain, on voit, à l'endroit de la lésion, s'accumuler une quantité notable, quoique peu abondante, de cellules mobiles du tissu conjonctif qui englobent les grains de couleurs appliqués sur la plaie ou les débris de cellules détruites (fig. 47). Parmi ces cellules agglomérées, on en trouve quelques-unes en voie de division karyokinétique. Ce phénomène est cependant trop rare pour qu'on puisse y chercher la provenance de beaucoup de cellules au point lésé. Du reste, cette hypothèse serait superflue, puisque l'observation directe prouve suffisamment le fait de l'accumulation des cellules mobiles à l'endroit de l'opération. Les cellules étoilées, qu'on peut suivre de jour en jour sur le même animal, se comportent d'une façon purement passive. Les phénomènes de division karyokinétique, qu'on observe parmi elles, ne se distinguent en rien de ce qui se passe dans d'autres points de la nageoire. Les vaisseaux sanguins ne jouent aucun rôle dans les phénomènes consécutifs à la lésion. Présents sous forme de grands troncs caudaux, ils manquent complètement dans la nageoire ou ne font leur apparition que sous forme de petits tubes sans circulation.

Il se produit donc chez l'embryon d'un vertébré un phénomène réactif de la part des cellules mobiles du tissu conjonctif seules, sans aucune intervention des vaisseaux ou des globules blancs du sang. L'analogie avec la réaction qui suit les lésions et que nous avons vues chez les méduses et les larves d'échinodermes est incontestable, puisque dans les deux cas il s'agit d'une accumulation de phagocytes du tissu conjonctif autour de l'endroit lésé.

Des phénomènes du même genre s'observent aussi chez les jeunes larves d'axolotes possédant des vaisseaux sanguins de la nageoire, ainsi que chez les larves des tritons, également munies d'anses vasculaires. Les premiers vaisseaux de ces larves étant trop petits pour faire passer par leur paroi les grands leucocytes gênés dans leurs mouvements par des globules rouges très volumineux, l'émigration ne se fait jamais ou presque jamais. On assiste donc à

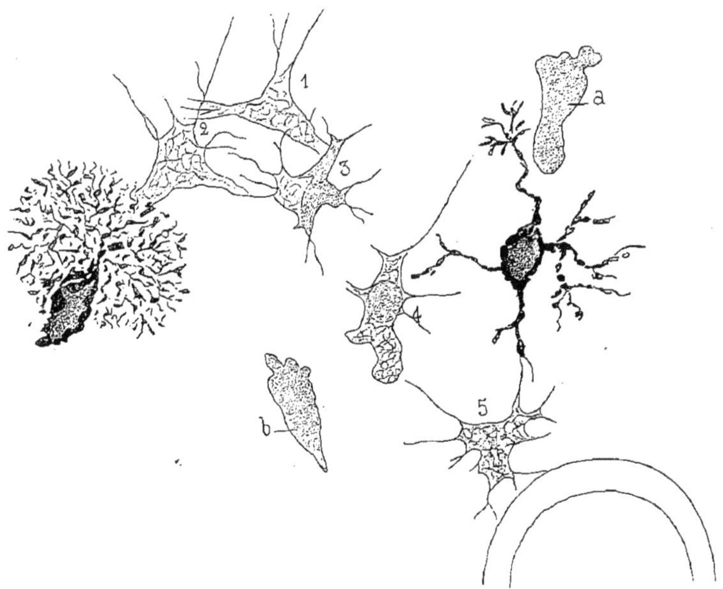

Fig. 48. — Partie de la nageoire caudale d'une larve de Triton, un quart d'heure après l'application du nitrate d'argent.
1-5. Cellules fixes. — *a*, *b*. Cellules migratrices.

des phénomènes très étranges. Les vaisseaux se trouvant au voisinage d'un point lésé de la nageoire se comportent d'une façon tout à fait passive (il ne se fait même pas de dilatation appréciable), tandis que les cellules migratrices du tissu conjonctif se dirigent vers l'endroit blessé.

Vu l'importance du fait général d'une réaction inflammatoire chez les vertébrés, sans intervention des vaisseaux, je m'arrêterai encore sur la description du même phénomène chez des jeunes larves du *Triton tæniatus*. Le bord de la nageoire caudale d'une de ces larves fut touché avec un tout petit cristal de

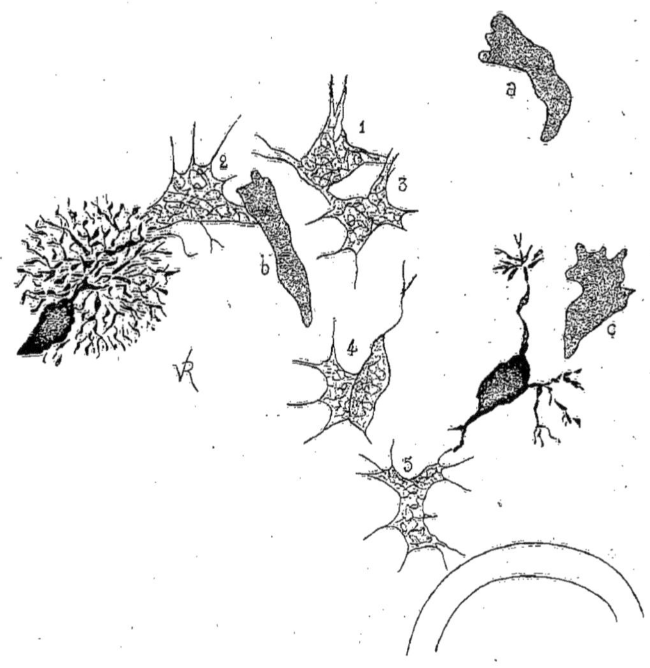

Fig. 49. — Même objet, trois quarts d'heure après la cautérisation.
1-5. Cellules fixes. — *a*, *b*, *c*. Cellules migratrices.

nitrate d'argent; lavée aussitôt avec une solution de chlorure de sodium et de l'eau pure, la lésion se borna à un petit groupe de cellules épidermiques et conjonctives. Les cellules étoilées du tissu caudal, les plus rapprochées de l'endroit lésé, devinrent moins réfringentes, s'imbibèrent du liquide, ce qui rendit leur protoplasma vacuoleux, et raccourcirent leurs prolongements (fig. 48). Deux cellules mobiles dans la partie voisine du tissu conjonctif dirigèrent leurs mouvements vers la partie opérée. Dans une anse vasculaire sous-jacente la circulation s'arrêta complètement. Trois quarts d'heure après l'application du nitrate, le nombre des cellules migratrices, dans la partie la plus proche de la lésion, augmenta un peu. Toutes ces cellules se déplacèrent vers l'endroit cautérisé (fig. 49).

Trois heures après le début de l'expérience, les cellules étoilées gardaient leur position respective, mais avaient repris leur réfringence normale et manifestaient à peine quelques changements de la forme des ramifications les plus minces. Le nombre des cellules migratrices augmenta encore, mais uniquement aux dépens du tissu conjonctif voisin, parce que dans aucun vaisseau il ne survint point de troubles circulatoires et il ne se manifesta aucune trace de diapédèse. Deux heures plus tard (c'est-à-dire cinq heures après la cautérisation) l'eschare formée par l'épiderme nécrosé se détacha et découvrit une couche épidermique nouvelle, au-dessous de laquelle se trouvèrent un certain nombre de cellules migratrices, réunies en amas (fig. 50). D'autres cellules mobiles se dirigèrent toujours dans la même direction, tandis que les cellules fixes gardèrent leurs propriétés antérieures. La circulation de l'anse voisine se rétablit et pourtant la diapédèse fit complètement défaut, comme dès le début.

Le lendemain, la partie lésée se rétablit intégralement. Les cellules étoilées (fig. 51) acquirent leurs caractères normaux et présentèrent leurs prolonge-

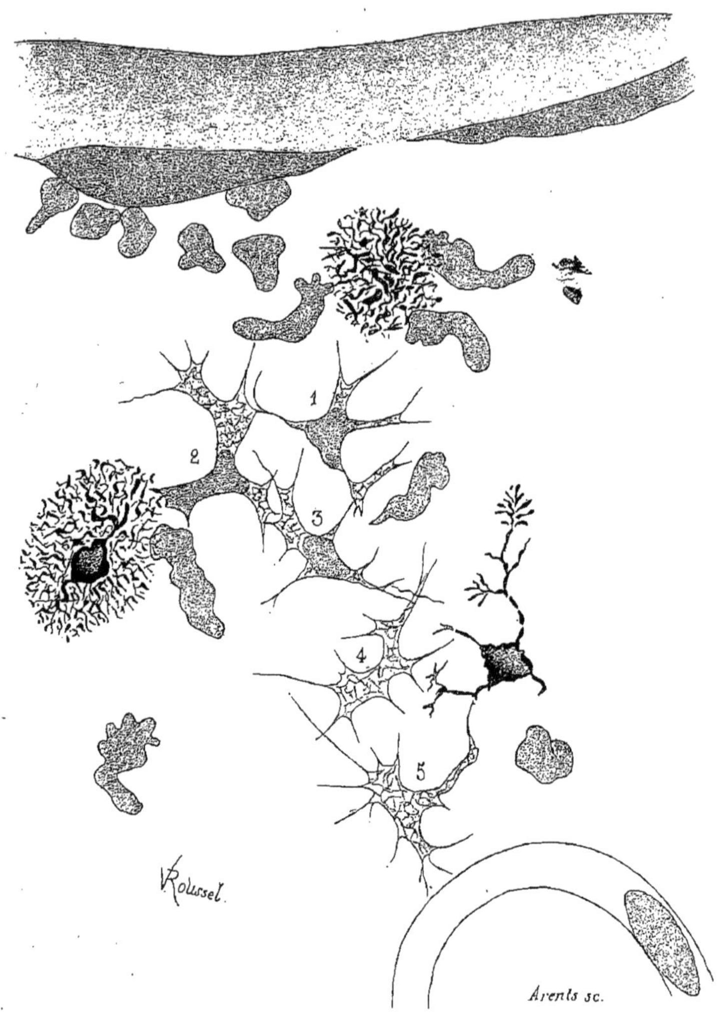

Fig. 50. — Le même point, cinq heures après la cautérisation.
1-5. Les mêmes cellules fixes que dans les fig. 47, 48.

ments habituels en forme de bois de cerf. Les cellules migratrices, dont un certain nombre resta accumulé sous l'épiderme régénéré, devinrent aussi rares dans le tissu conjonctif qu'à l'état normal.

Vu cette prompte restitution, le même endroit fut, vingt-quatre heures après la première expérience, de

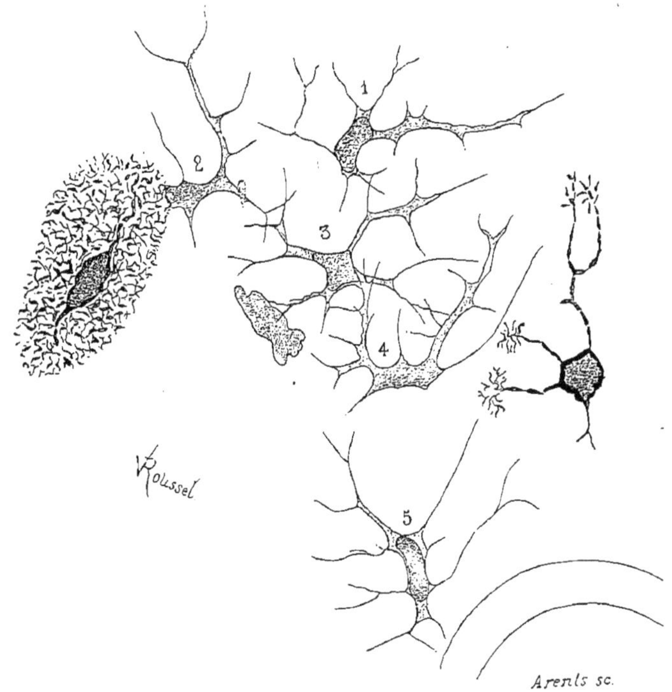

Fig. 51. — Le même point, 24 heures après la cautérisation.
1-5. Les mêmes cellules fixes que dans les fig. 47-49.

nouveau cautérisé par le même procédé, mais d'une façon plus intense. Aussitôt après, les cellules fixes manifestèrent les mêmes changements que la première fois : le corps de ces cellules devint plus gros, vacuoleux et moins réfringent, tandis que leurs prolongements se raccourcirent beaucoup. La circulation s'arrêta dans plusieurs anses voisines. Malgré l'intensité de la lésion il ne se produisit de diapédèse qu'à un degré tout à fait insignifiant. Pendant cinq heures d'observation je n'ai vu qu'un seul leucocyte traverser les parois vasculaires. Cela n'empêcha cependant pas l'accumulation des cellules migratrices, dont un certain nombre se dirigea vers le point lésé.

Ces observations, répétées pendant plusieurs années avec le même résultat, démontrent clairement la possibilité d'une réaction inflammatoire chez des vertébrés, sans intervention du système vasculaire et aussi du système nerveux. Ce phénomène, purement cellulaire, pourrait donc être rangé à côté du processus réactif des Annélides.

Le tableau généalogique qui ressort des recherches sur les phénomènes réactionnels des invertébrés peut donc être complété par les faits qui s'observent chez les embryons et les jeunes états larvaires des vertébrés. Ces faits nous prouvent qu'à l'origine la réaction de l'organisme contre des lésions a été essentiellement la même dans les deux grands embranchements du règne animal. Mais, tandis que cet état de choses est resté stationnaire chez les invertébrés, il a cédé la place aux phénomènes beaucoup plus compliqués chez les vertébrés développés. Même chez les larves plus âgées des tritons et des axolotes, munies d'un plus grand nombre de vaisseaux sanguins de calibre suffisant pour le passage des leucocytes, la réaction inflammatoire se fait de la façon classique, tant de fois étudiée dans ces vingt-quatre dernières années. A la suite des mêmes lésions, il se produit d'abord une accélération, ensuite un ralentissement de la circulation, suivi de la disposition périphérique des globules blancs, ainsi que de l'émigration de ces cellules et de leur mouvement vers le point lésé.

Les têtards des différents batraciens se prêtent surtout à l'étude de ces phénomènes ; quelques-uns, comme ceux du *Bombinator igneus*, se distinguent par des nageoires très grandes et suffisamment transparentes pour l'observation détaillée. Après avoir provoqué l'inflammation soit à l'aide du nitrate d'argent (appliqué en tout petits fragments) soit par une simple piqûre ou par n'importe quelle autre lésion, on peut poursuivre toute la série des phénomènes inflammatoires et régénératifs sur le têtard vivant, en l'examinant pendant plusieurs jours et même pendant plusieurs semaines de suite. C'est là un grand avantage de ces recherches sur celles faites avec le mésentère et même la langue de la grenouille. Veut-on fixer n'importe quel stade, on n'a qu'à recourir à la méthode de M. Ranvier (1) et à laisser les têtards entiers dans l'alcool au tiers. Un séjour de quelques heures dans ce liquide suffit déjà pour permettre d'enlever l'épiderme à l'aide d'un pinceau, après quoi on ajoute à la queue détachée du tronc quelques gouttes d'une solution aqueuse de vésuvine. La coloration se fait au bout de quelques minutes, de sorte que la préparation, lavée avec de l'eau, peut être étudiée immédiatement dans ce liquide, sans avoir besoin d'être déshydratée et enfermée dans le baume.

La nageoire des têtards présente des différences ana-

(1) *Traité technique d'histologie*, 2e édition. 1889.

tomiques très marquées par rapport à celle des jeunes larves de tritons ou d'axolotes. Les vaisseaux sanguins chez les premiers sont beaucoup plus nombreux et plus riches en ramifications. Par contre, les cellules migratrices, qui existent dans le tissu conjonctif normal, sont beaucoup moins nombreuses. Tous les éléments histologiques, cellules du tissu conjonctif aussi bien que globules rouges et blancs du sang, sont de moindres dimensions. Toutes ces particularités réunies présentent chez les têtards des conditions beaucoup plus favorables pour l'émigration leucocytaire. Celle-ci se fait aussi sur une grande échelle à la suite des différentes lésions que j'ai pratiquées, section de l'extrémité de la queue, introduction d'un corps étranger piquant ou cautérisation par le nitrate d'argent. Quelquefois, déjà un quart d'heure après l'opération, on peut surprendre le début de l'inflammation qui est accompagnée de dilatation vasculaire et d'une émigration considérable. Dans des cas où l'irritation se prolonge, comme après l'introduction d'une écharde, l'émigration inflammatoire peut être poursuivie pendant plusieurs jours de suite. Elle aboutit à une agglomération des leucocytes, à l'endroit lésé, infiniment plus grande que chez les jeunes larves des tritons ou des axolotes. La comparaison entre les phénomènes réactionnels chez ces urodèles et les têtards des batraciens démontre de la façon la plus nette l'augmentation de la réaction dans les cas où elle s'opère avec le concours du système vasculaire.

Il est très probable que les cellules migratrices du

tissu conjonctif se dirigent aussi vers l'endroit lésé; mais comme le nombre de ces éléments est excessivement restreint, leur rôle est sans importance à côté de celui des leucocytes émigrés en masse. Les cellules fixes du tissu conjonctif accusent les changements que nous avons observés chez les Tritons. Immédiatement après l'action irritative elles gonflent, deviennent moins réfringentes et vacuoleuses, tandis que leurs prolongements se raccourcissent et perdent beaucoup de ramifications. Mais peu de temps après les cellules se rétablissent complètement, conservant leur fixité et tous les autres caractères.

Les cellules migratrices, réunies à l'endroit lésé chez les jeunes urodèles, ou les nombreux leucocytes émigrés vers le même endroit chez les têtards et les larves plus âgées des mêmes urodèles, accusent aussitôt leurs propriétés phagocytaires. Les grains de couleurs, introduits sur un corps étranger plus gros, ou déposé simplement par friction à l'endroit sectionné, ainsi que les grains des cellules pigmentaires mortifiées ou les autres débris cellulaires, sont avidement englobés par les phagocytes réunis.

Dans mon premier travail sur l'inflammation des amphibies (*Biolog. Centralbl.* 1883) j'ai insisté sur le fait que les cellules fixes étoilées du tissu conjonctif présentent également des propriétés phagocytaires. On peut facilement observer sur des nageoires enflammées depuis plusieurs jours des cellules munies de prolongements ressemblant à des bois de cerf, par conséquent des éléments fixes caractéristiques, renfermant dans leur protoplasma des corps étrangers, comme des grains de carmin ou des débris de globules rouges. De ces faits, que j'ai pu confirmer à plusieurs reprises, j'ai conclu que les cellules fixes étaient des phagocytes correspondant aux cellules migratrices. Eh bien, j'ai reconnu depuis que cette interprétation était inexacte. Malgré des tentatives nombreuses, je n'ai jamais réussi à constater l'englobement des corps étrangers par les prolongements protoplasmiques des cellules fixes. Les recherches dirigées vers ce point, et répétées pendant plusieurs années de suite, m'ont persuadé que les cellules fixes définitivement formées ne s'incorporent jamais des grains de carmin ou autres corps étrangers. Ceux qui se trouvent dans leur protoplasma ont été englobés dans un état antérieur de développement, lorsque les cellules étaient encore phagocytes mobiles. Ces faits nous fournissent donc une preuve certaine du passage des cellules migratrices à l'état d'éléments fixes. Quoique ce résultat se trouve en désaccord avec l'opinion presque unanime des pathologistes, il est néanmoins parfaitement réel. Cependant il ne faut point conclure que toutes les cellules mobiles, réunies à l'endroit lésé, se transforment en cellules étoilées fixes. Un grand nombre de phagocytes ne subit point ce changement. Beaucoup d'entre ces cellules périssent et

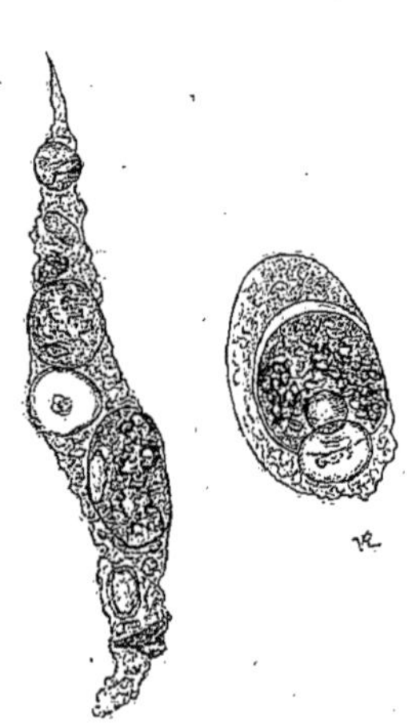

FIG. 52. — Phagocytes, renfermant d'autres phagocytes. Nageoire d'un têtard de Bombinator.

sont englobées par d'autres phagocytes, comme on peut le voir dans chaque cas quelques jours après le début de l'inflammation (fig. 52). Plusieurs de ces cellules mobiles pénètrent dans l'épiderme, et de là s'échappent à l'extérieur, trouvant certainement leur mort dans l'eau ambiante. D'autres encore passent dans les vaisseaux lymphatiques (Pl. I, fig. 1) et sont entraînées par le courant de la lymphe. Il reste pourtant un certain nombre de phagocytes à l'endroit de la lésion, malgré que la restitution soit déjà achevée. Dans les cas où la cause irritative persiste dans le tissu, comme par exemple les petits tubes en verre introduits dans le tissu conjonctif des têtards, une quantité de leucocytes immigrés restent à l'endroit lésé, entourant le corps étranger quelquefois pendant des mois entiers.

Ce tableau de l'inflammation chez le têtard peut être pris pour modèle du même processus chez d'autres vertébrés, sans excepter les mammifères et l'homme même.

Nous voilà donc arrivé au dernier terme de la complication de la réaction inflammatoire dans le règne animal. Avant d'examiner ce processus pathologique en détail, il serait important de jeter un coup d'œil rétrospectif sur l'évolution de ce phénomène important.

Puisque la cause principale de l'inflammation — les infections — doit être considérée comme une lutte entre deux êtres organisés, le parasite et son hôte, et que cette lutte amène des adaptations des deux côtés, on peut admettre que l'organisme a élaboré des moyens pour se défendre contre ses agresseurs. Si les êtres unicellulaires, chez lesquels le caractère de la lutte est plus évident, possèdent déjà des moyens de défense, il n'est point admissible que les organismes plus élevés en soient dépourvus.

Les végétaux, organismes passifs, se défendent par la sécrétion de membranes résistantes et épaisses; pour pénétrer au travers de celles-ci le parasite doit prendre des mesures spéciales, c'est-à-dire sécréter des diastases dissolvant la cellulose ou percer la membrane par sa force de croissance. Contre un grand nombre de parasites, incapables de ces fonctions, la plante est donc bien défendue.

Les parasites qui ont pénétré dans la cellule végétale, ou les autres agents qui lèsent cette dernière, occasionnent la mort de la cellule. Mais si elle-même est incapable de se régénérer, d'autres cellules, restées intactes et même excitées par la cause irritative, se multiplient et comblent la brèche produite par la mort des cellules directement atteintes. Dans le monde végétal il y a donc lésion et nécrose primaires; il y a aussi régénération, souvent même au delà de la limite normale, mais il n'y a point d'inflammation.

L'état animal de quelques plantes inférieures, notamment le plasmode des myxomycètes, présente une exception à cette règle, parce qu'ici il s'agit d'un mode de vie lié à la locomotion et à la digestion intracellulaire. Cette dernière propriété, qui se manifeste par l'englobement, la digestion, ou l'excrétion de l'agent qui pourrait nuire, contribue à la protection de l'organisme. Si elle-même ne constitue pas encore la réaction inflammatoire, au moins elle représente sa source première.

L'inflammation apparaît seulement dans le règne animal et évolue lentement, commençant chez les êtres doués d'un mésoderme. Au début, elle ne se distingue point d'une simple digestion intracellulaire par des cellules mésodermiques mobiles et phagocytaires. Ainsi chez les éponges la fonction digestive et la fonction inflammatoire sont encore réunies. Mais dès que l'entoderme se sépare définitivement du mésoderme, les deux fonctions se divisent. L'entoderme prend le rôle exclusif d'un organe digestif, le mésoderme se réserve le rôle protecteur contre les agents nuisibles, en les digérant quand cela est possible. Les phagocytes mésodermiques conservent leur propriété de digestion intracellulaire et l'exercent en se fusionnant en plasmodes, ou se réunissent pour former des capsules autour des parasites et autres corps étrangers. La réaction phagocytaire se manifeste par tous les phagocytes mésodermiques. Ce sont tantôt des cellules du tissu conjonctif, tantôt des éléments péritonéaux, tantôt des cellules du liquide périviscéral ou du sang qui jouent le rôle prédominant. Dans tous les cas, ce sont des phagocytes qui luttent contre l'agresseur en le dévorant, l'enveloppant et le digérant.

Il est tout à fait clair que l'inflammation des vertébrés, dans laquelle les phagocytes protecteurs sortent du système vasculaire pour se diriger vers l'agresseur, ne se distingue des phénomènes analogues des invertébrés qu'au point de vue purement quantitatif et doit être, par conséquent, considérée aussi comme une réaction de l'organisme contre l'agent morbide. La source essentielle, *le primum movens de l'inflammation, consiste donc en une réaction phagocytaire de l'organisme animal*. Tout le reste constitue des accessoires de ce phénomène et se résume en moyens pour faciliter l'accès des phagocytes vers l'endroit lésé.

Les phénomènes morbides proprement dits, comme la lésion ou la nécrose primaires, ainsi que les actes de réparation, consécutifs à l'inflammation, n'appartiennent pas à cette dernière, et ne doivent point être confondus avec elle.

Il est absolument indifférent, au point de vue de l'essence de la question, de discuter à partir de quel stade généalogique de la réaction phagocytaire on lui appliquera le nom d'*inflammation*. On pourra limiter ce terme aux phénomènes accomplis avec le concours des vaisseaux, comme l'exigent MM. STRICKER (1), ROSER (2) et autres. Dans ce cas, la réaction phagocytaire des larves des Urodèles un peu âgées rentrera dans le cadre de l'inflammation, tandis que la même réaction des mêmes larves plus jeunes, où les phagocytes sont fournis par le tissu conjonctif, ne s'appellera plus inflammatoire. Ou bien, si on tient au sens étymologique du mot, on n'appliquera le terme « inflammation » qu'aux cas où la réaction phagocytaire est accompagnée par la chaleur, c'est-à-dire on le réser-

(1) *Allgemeine Pathologie der Infectionskrankheiten*, Wien, 1886, p. 112.

(2) *Entzündung und Heilung*, Leipzig, 1886, p. 55.

vera exclusivement pour les animaux « à sang chaud ». L'essentiel sera, comme toujours, d'établir les relations naturelles des phénomènes et de reconstruire leur évolution généalogique.

La conclusion générale, à laquelle nous a conduit l'examen comparatif de la réaction phagocytaire, facilitera l'étude plus détaillée de l'inflammation des vertébrés.

HUITIÈME LEÇON

Sommaire. — Variétés des leucocytes. — Provenance de ces formes. — Mobilité. — Propriétés phagocytaires. — État des microbes englobés. — Leur vitalité et leur virulence.
Sensibilité des leucocytes. — Sensibilité tactile. — Chimiotaxie. — Recherches de M. Buchner. — Leucocytose. — Digestion intracellulaire. — Destruction des microbes surtout chez les animaux réfractaires. — Action vis-à-vis des spores résistantes.
Multiplication des leucocytes par division directe et indirecte. — Transformations progressives. — Fusion des lobes nucléaires.

Pour simplifier notre tâche, nous pouvons examiner séparément les diverses parties de la réaction inflammatoire des vertébrés et commencer par une étude des acteurs principaux de ce phénomène : les leucocytes.

Sous ce nom, on désigne les globules blancs du sang et de la lymphe, dont on distingue plusieurs variétés. D'abord on trouve des petits leucocytes avec un grand noyau rond et une quantité très petite de protoplasma qui forme une couche très mince autour du noyau. Ces cellules, (fig. 53,*a*) qu'on désigne souvent sous le nom de *lymphocytes*, parce qu'elles sont en grande quantité fournies par les ganglions lymphatiques, se colorent facilement par toutes sortes de couleurs, notamment par les couleurs d'aniline, qui teintent le noyau d'une façon intense, tandis que le protoplasma ne se colore que faiblement. Les lymphocytes présentent tous les degrés de passage aux leucocytes les plus volumineux, munis d'un noyau unique, riche en suc nucléaire, et se colorant facilement avec les couleurs d'aniline. Cependant, le noyau de ces grands leucocytes se colore moins intensément que celui des lymphocytes, tandis que le protoplasma se colore de la même façon ou plutôt encore mieux. Parmi ces leucocytes, qu'on désigne sous le nom de *leucocytes mononucléaires*, il y a des cellules avec un noyau rond ou ovale (fig. 53, *b*), mais parfois aussi un noyau en forme d'un rein ou d'une fève. Cette espèce de leucocytes a une grande ressemblance avec certains éléments fixes du tissu conjonctif, ainsi qu'avec des cellules endothéliales et des cellules de la pulpe splénique. On est donc souvent embarrassé, surtout lorsqu'on trouve ces leucocytes mononucléaires en dehors des vaisseaux, pour les distinguer des autres espèces de cellules mentionnées.

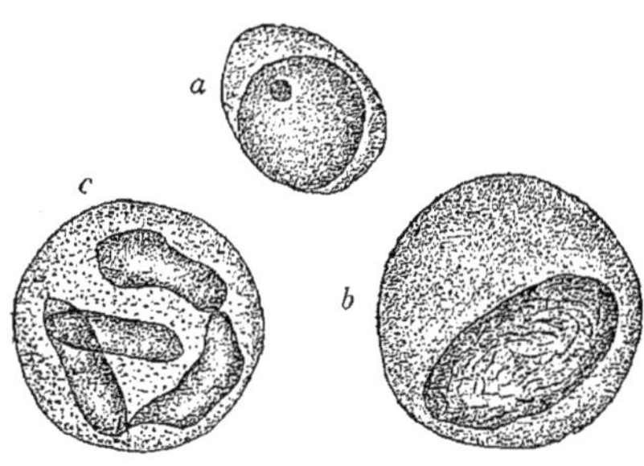

FIG. 53. — Trois formes de leucocytes.

Les deux catégories suivantes de leucocytes sont au contraire très facilement reconnaissables au milieu de toutes sortes d'éléments histologiques. Ce sont d'abord les *leucocytes éosinophiles* de M. EHRLICH, cellules munies d'un noyau le plus souvent lobé et en général de forme très variable, et renfermant dans le protoplasma des grosses granulations, qui ne se colorent pas par les couleurs d'aniline basiques (telles la fuchsine, violet de méthyle ou de gentiane, bleu de méthylène, vésuvine et autres), mais se colorent très bien par les couleurs d'aniline acides, surtout par l'éosine, qui les teint en rose foncé (pl. III fig. 2).

La quatrième variété de leucocytes, la plus importante au point de vue quantitatif et même qualitatif, est représentée par des cellules à noyau lobé ou composé de plusieurs portions, réunies par des filaments nucléaires souvent tellement minces (fig. 53, *c*) qu'on pourrait croire à une véritable pluralité des noyaux. En réalité, ces derniers sont quelquefois multiples, de sorte que le nom de *leucocytes polynucléaires*, qu'on leur donne, est pleinement justifié, et pourtant la grande majorité de ces cellules ne possèdent qu'un seul noyau divisé en plusieurs parties, réunies entre elles en un tout entier. Les formes de ces noyaux composés sont excessivement variables; les plus fréquentes présentent une ressemblance avec une feuille de trèfle ou avec une framboise; quelquefois aussi le noyau présente une forme annulaire. En dehors du noyau ces leucocytes possèdent encore une sphère d'attraction, composée de petits filaments achromatiques et renfermant un petit corps central chromatique. Cette particularité a été dernièrement découverte par M. Flemming (1) dans les leucocytes des larves de la salamandre (pl. II, fig. 7).

Les leucocytes polynucléaires se distinguent d'autres globules blancs par l'action des couleurs d'aniline. Tandis que ces dernières colorent leur noyau très fortement, le protoplasma reste pour la plupart complètement incolore. Ce dernier renferme des granulations, quelquefois très abondantes (comme chez le lapin), qui ne se colorent que par un mélange des couleurs acides avec des couleurs basiques, de sorte qu'on désigne souvent ces leucocytes polynucléaires sous le nom de *leucocytes neutrophiles.*

Quoique la démonstration de la multiplicité des variétés des leucocytes ait été déjà fournie par Max Schultze (2), en 1865, les notions exactes sur ces différentes formes ne datent que des découvertes de M. Ehrlich (3). En examinant le nombre relatif des leucocytes dans le sang, on a pu voir facilement que les cellules neutrophiles sont de beaucoup les plus fréquentes. Ainsi elles seules représentent les trois quarts du nombre total des leucocytes, tandis que les autres variétés ne forment qu'un quart de ce nombre.

On a cru d'abord que ces variétés correspondent à la différence d'origine des leucocytes, et que les petites cellules ne proviennent que des ganglions lympha-

(1) *Archiv für mikroskopische Anatomie*, 1891, t. XXXVII, p. 249, pl. XIII et XIV.

(2) *Archiv für mikroskop. Anat.*, 1865, t. I.

(3) Les mémoires précieux de M. Ehrlich ont été réunis dernière ment dans un volume : *Farbenanalytische Untersuchungen zur Histologie und Klinik des Blutes*, Berlin, 1891.

tiques, tandis que les autres leucocytes dériveraient de la moelle des os. On a donc voulu diviser ces cellules en deux groupes : *lymphocytes* et *myélocytes*. Cependant on a dû abandonner cette classification, d'abord parce que les petites cellules peuvent être fournies aussi par d'autres organes, comme la rate et la moelle des os, et encore parce que cette dernière ne peut être nullement envisagée comme l'unique productrice des myélocytes. Le résultat le mieux prouvé a été fourni par M. Ehrlich, qui montra que les leucocytes éosinophiles sont surtout produits par la moelle des os, de sorte que la fréquence anormale de ces cellules dans le sang peut indiquer une affection de cet organe, comme dans la leucémie ostéomyélique. Mais les leucocytes polynucléaires ordinaires, ou neutrophiles, se développent dans le sang même aux dépens des petites cellules, fournies par différents organes, fait sur lequel a surtout insisté M. Ouskoff (1).

En examinant cette question de l'origine des leucocytes, il ne faut point oublier que ces cellules se trouvent déjà dans le sang des Cyclostomes, poissons inférieurs qui ne possèdent ni ganglions lymphatiques, ni moelle des os, ni rate, et chez lesquels les leucocytes dérivent des cellules mésodermiques de l'embryon et peut-être encore de l'endothélium des vaisseaux sanguins.

Comme il a été prouvé par Lieberkuhn, les leucocytes sont des cellules mobiles, capables d'émettre des appendices protoplasmiques et de changer de

(1) *Le sang comme tissu* (en russe), Saint-Pétersbourg, 1890.

place à la façon des amibes. Tous les leucocytes présentent cette propriété; elle est moins développée chez les lymphocytes, qui sont les cellules les plus jeunes parmi les globules blancs. Cette même variété se distingue aussi par son incapacité d'englober des corps étrangers, c'est-à-dire de servir de phagocytes. On n'a jamais vu non plus les leucocytes éosinophiles jouer ce rôle, de sorte qu'il est très probable que leurs granulations, si caractéristiques (chez les reptiles et les oiseaux elles ont l'aspect de petits bâtonnets ou de cristaux), ne proviennent pas du dehors, mais sont élaborées par le corps des cellules mêmes. Par contre, les deux autres variétés de leucocytes, les leucocytes mononucléaires et les neutrophiles, se distinguent par des propriétés phagocytaires très prononcées. Même en dehors de l'organisme, ces cellules amiboïdes englobent très facilement un grand nombre de corps étrangers qu'on leur présente, et on les voit souvent littéralement bourrées de toute sorte de granulations. Ces cellules avalent, à la manière des amibes, non seulement des corps inactifs, comme les grains de carmin et d'autres substances insolubles ou peu solubles dans le liquide entourant les leucocytes, mais encore un grand nombre de corps vivants. Ainsi les leucocytes de la grenouille englobent des bacilles qui provoquent une septicémie chez ces batraciens et dont l'état vivant peut être facilement prouvé par la mobilité extrême de ces bactéries incluses dans des vacuoles nutritives des leucocytes (1). On arrive à la

(1) Voir *Biologisches Centralblatt*, 1883, p. 562.

même conclusion, si on examine des leucocytes remplis de bactéries et introduits dans du bouillon ou autre liquide nutritif pour ces microbes, mais nuisibles aux leucocytes mêmes. Ainsi les bacilles charbonneux, englobés par les leucocytes du pigeon (animal peu sensible pour le charbon), poussent très bien dans le bouillon, en perçant le protoplasma cellulaire et en formant des filaments très développés (1), ce qui prouve que les bacilles ont été englobés encore vivants. Le même fait peut être prouvé aussi pour d'autres bactéries, par exemple pour le *Vibrio Metchnikowii*, englobé par des leucocytes des cobayes réfractaires et se développant dans l'exsudat même, extrait de l'organisme et placé dans des conditions défavorables pour la vie des cellules de l'animal (2). L'englobement constant d'une masse de bacilles de la tuberculose, du rouget des porcs et de la septicémie des souris par des leucocytes d'un grand nombre d'animaux, sensibles et réfractaires pour ces maladies, renforce encore la même conclusion.

Mais quoiqu'il soit parfaitement démontré que les leucocytes englobent des microbes vivants, il ne faut pas en conclure que ces cellules soient capables de dévorer indistinctement tous les microbes sans exception. Ainsi il y a un assez grand nombre de cas où les leucocytes d'animaux très sensibles à une espèce de bactéries n'englobent point ces microbes, bien que ceux-ci se trouvent en contact immédiat avec les cellules amiboïdes. C'est le cas pour les leu-

(1) *Annales de l'Institut Pasteur*, 1890, p. 80.
(2) *Ibid.*, 1891, p. 471.

cocytes des souris et des cobayes vis-à-vis de la bactéridie charbonneuse, ou les leucocytes des pigeons et des lapins vis-à-vis de la bactérie du choléra des poules, ou encore les leucocytes des cobayes sensibles par rapport au vibrion de la septicémie vibrionienne, etc.

Il y a donc une sorte de refus de la part des leucocytes à englober certains microbes nuisibles, comme il y a un refus du plasmode envers plusieurs substances; comme il y a aussi un refus des cellules ectodermiques des éponges pour laisser pénétrer les corps nuisibles. De ces faits on a conclu que les leucocytes en général n'étaient capables que d'englober des microbes déjà préalablement dépourvus de leur virulence, déduction qui est aussi peu fondée que celle qui prétend que les leucocytes ne peuvent s'incorporer que des microbes morts. D'abord il y a plusieurs maladies, comme la tuberculose, la lèpre, la septicémie des souris, le rouget des porcs, la gourme des chevaux, dans lesquelles la très grande majorité des microbes se trouvent dans l'intérieur des phagocytes en général et des leucocytes en particulier. Ce sont donc des bactéries pleinement virulentes qui ont été englobées par ces cellules. Mais même chez les animaux peu sensibles, comme les rats vis-à-vis du bacille tuberculeux, les microbes sont facilement et totalement englobés par les phagocytes, ce qui n'empêche point que ces bacilles, englobés d'abord, inoculés ensuite à des animaux sensibles, comme le cobaye, ne leur donnent une tuberculose mortelle. Les bacilles étaient donc englobés à l'état virulent. Si on isole un phagocyte d'un animal, rempli de microbes vis-à-vis desquels cet animal est réfractaire, par exemple un leucocyte d'un pigeon réfractaire au charbon, et renfermant des bacilles charbonneux, et si on le sème dans du bouillon, on obtient une culture virulente pour les animaux sensibles.

Les leucocytes peuvent donc englober des microbes virulents, fait général, qui peut être démontré encore par un autre genre de preuves. Les deux catégories de leucocytes qui jouent un rôle phagocytaire, grands leucocytes mononucléaires et leucocytes neutrophiles, présentent une différence par rapport aux diverses espèces de microbes. Ainsi les leucocytes mononucléaires de l'homme n'englobent ni les streptocoques de l'érysipèle, ni les gonocoques, tandis que ces deux microbes sont facilement englobés par les leucocytes polynucléaires neutrophiles (1). Ce choix démontre que les microbes évités par les leucocytes mononucléaires ne sont point des corps inactifs, puisque dans ce cas ils seraient, comme les corps inactifs en général, englobés aussi par cette variété de globules blancs. D'un autre côté, les bacilles de la lèpre ne sont jamais englobés par les leucocytes polynuclénaires neutrophiles, et sont au contraire très facilement dévorés par les cellules mononucléaires (2).

Dans ces variations on peut facilement entrevoir une sensibilité différente des deux espèces de leucocytes

(1) *Archives de* Virchow, t. CVII, 1887, p. 227.

(2) *Ibid.*, p. 228 et Sawtchenko, *Ziegler's Beiträge zur pathologischen Anatomie*, t. IX, 1890, p. 252.

vis-à-vis des microbes, sensibilité qui tient sans doute de la chimiotaxie.

Des recherches sur la phagocytose exercée par des cellules mobiles ont déjà fait prévoir une action à distance (1) sur le protoplasma des leucocytes. Mais c'est M. LEBER (2) qui, en 1888, exposa pour la première fois d'une façon précise le rôle joué par la sensibilité chimiotactique des phagocytes. Dans ses expériences sur la kératite provoquée par une substance cristallisable, extraite des cultures de *Staphyloccocus aureus*, il a démontré que les leucocytes sont attirés à distance vers le point d'introduction de cette substance. Des petits tubes en verre, contenant cette dernière, et introduits dans la chambre antérieure de l'œil des lapins, se remplissaient d'une masse de leucocytes, bien que ces cellules, à cause de la disposition des tubes, fussent obligées de se mouvoir en sens inverse de la pesanteur.

Cette découverte importante est devenue le point de départ de toute une série de recherches, qui prouvèrent sans contradiction l'existence, chez les leucocytes, d'une propriété chimiotactique tout à fait comparable à celle des plasmodes et d'autres organismes inférieurs. D'abord M. LUBARSCH (3) montra que les

(1) *Untersuchungen uber die intracellulāre Verdauung*, dans les *Arbeiten des Zool. Inst. Wien.*, 1883, t. V. p. 159.

(2) *Fortschritte der Medicin*, t. VI, 1888, p. 460. Voir aussi le grand travail de M. LEBER, « Die Entstehung der Entzündung », publié à Leipzig, en mai 1891. Comme mon manuscrit était déjà rédigé à cette époque, je ne puis pas citer cette monographie aussi souvent que j'en aurais l'intention.

(3) *Fortschritte d. Medicin*, 1888, t. VI, n° 4 et *Centralbl. f. Bakteriologie*, t. VI, n°s 18-20.

leucocytes des grenouilles sont plus facilement attirés par des bactéridies vivantes que par ces mêmes bacilles tués préalablement par la chaleur. M. Peckelharing (1) constata ensuite que les leucocytes du même animal sont beaucoup plus vivement attirés par les bacilles charbonneux que par une substance inactive, comme les filaments de coton. Beaucoup de faits d'une haute importance ont été fournis par MM. Massart et Bordet (2) qui prouvèrent que les leucocytes de la grenouille sont attirés en grand nombre par les liquides de culture de divers microbes, notamment du *Staphyloccocus pyogenes albus*, ainsi que par le transsudat pleuro-péritonéal des grenouilles, empoisonnées par la bile de bœuf. Parmi les produits d'oxydation des substances albuminoïdes, examinées par les mêmes savants, la leucine seule a exercé une influence attractive envers les leucocytes de la grenouille, tandis que la créatine, la créatinine, l'allantoïne et d'autres encore n'ont provoqué aucune manifestation chimiotactique.

M. Gabritchevsky (3), dans un travail exécuté dans mon laboratoire, démontra que les leucocytes des mammifères, notamment des lapins, sont beaucoup plus sensibles aux excitations chimiques que ceux de la grenouille. Il prouva aussi que tandis que les cultures stérilisées ou vivantes de la plupart des bactéries pathogènes et saprophytes, ainsi que la papayotine,

(1) *Semaine médicale*, nº 22, 1889, p. 184.

(2) *Recherches sur l'irritabilité des leucocytes*, *Journ. publ. p. la Soc. des Sc. méd. et nat. de Bruxelles*, 1890, 3 février.

(3) *Annales de l'Institut Pasteur*, 1890, p. 346.

attirent vivement les leucocytes, les microbes les plus virulents, comme les bactéries du choléra des poules, l'acide lactique, les solutions à 10 p. 100 de sels de sodium et de potassium, l'alcool, le chloroforme, la glycérine, le jéquirity, la bile et la quinine repoussent au contraire les leucocytes. Plusieurs autres substances, comme l'eau, les solutions moyennes ou faibles de sels de sodium et de potassium, la peptone, la phloridzine, etc., se comportent vis-à-vis des leucocytes d'une façon indifférente.

M. Buchner (1), après avoir confirmé les données susmentionnées sur la propriété chimiotactique des leucocytes, a voulu préciser les substances, contenues dans les cultures des bactéries, qui provoquent cette sensibilité. Avec des protéines de différentes espèces (du bacille pyocyanique, typhique, subtilis, du *Staphylococcus pyogenes aureus* et autres encore), M. Buchner et ses collaborateurs, MM. Lange et Rœmer, obtinrent une attraction très considérable des leucocytes du lapin. Le même effet a été provoqué par l'introduction de la caséine du gluten, ainsi que de quelques alcali-albumines d'origine animale. Les substances provenant de la décomposition des cellules bactériennes n'ont au contraire, à l'exception de la leucine, manifesté aucune influence attractive sur les leucocytes. M. Buchner se croit autorisé à conclure de ces faits que seul le contenu des bactéries, et non leurs produits sécrétés, provoque une action chimiotactique sur les leucocytes. Cependant il faut

(1) *Berliner klinische Wochenschrift*, 1890, n° 47.

observer que M. BUCHNER est loin d'avoir démontré ces conclusions. Il est évident que parmi les produits bactériens, qui peuvent jouer un rôle dans la question de la chimiotaxie, ce sont surtout les produits toxiques dont il faut tenir compte. Or, ces produits se distinguent justement par la facilité avec laquelle ils adhèrent à des substances albuminoïdes et à d'autres encore, de sorte que pour le moment on est loin de pouvoir les isoler et étudier le rôle qui leur est dévolu. D'un autre côté les produits de décomposition plus avancée, comme l'ammoniaque et ses sels, le scatol et bien d'autres, ne présentent point une importance aussi grande dans la question de la sensibilité des leucocytes dans l'organisme animal, de sorte que de leur inertie chimiotactique on n'a aucun droit de tirer de graves conclusions. Et pourtant parmi ces substances il y a la leucine qui, comme l'ont démontré MM. MASSART et BORDET et comme l'a confirmé M. BUCHNER lui-même, exerce une influence attractive sur les leucocytes.

La question soulevée par M. BUCHNER n'est point encore assez mûre pour être résolue dans l'état actuel de la chimie physiologique. On n'a donc pas le droit de s'appuyer sur la conclusion formulée par ce savant pour affirmer que la chimiotaxie des leucocytes ne peut être excitée que par des bactéries mortes ou lésées dont le contenu serait dissous dans le liquide qui le contient. Même dans le cas où la thèse de M. BUCHNER pourrait être démontrée, il faudrait tenir compte de ce que, dans tout milieu où se trouvent les bactéries, à côté de ces microbes vivants il y a un certain nombre de morts. Ces derniers, attirant les leucocytes, les auraient mis par cela en contact avec des bactéries vivantes, ce qui aboutirait au même résultat que si les bactéries vivantes exerçaient elles-mêmes une provocation chimiotactique. Mais, même en dehors de ces réflexions, il y a un nombre suffisant de faits bien constatés qui plaident contre l'hypothèse supposée. Ainsi, outre l'attraction plus considérable des leucocytes, exercée par les bactéridies vivantes dans les expériences de M. Lubarsch, ce sont surtout les cas d'englobement des bactéries ainsi que d'autres parasites à l'état vivant, qui rejettent cette hypothèse.

Bien plus, les données apportées par M. Buchner même fournissent des arguments contre la supposition que les leucocytes ne sont point attirés par les bactéries en pleine activité. Dans ses expériences, exécutées avec M. Roemer, M. Buchner a réussi à provoquer une forte leucocytose générale du sang après des injections intraveineuses de protéines bactériennes, notamment de celle du bacille pyocyanique. Le nombre des globules blancs dans ces conditions a été sept fois plus grand qu'à l'état normal. Eh bien, la leucocytose est un fait extrêmement fréquent dans les maladies infectieuses en général. Si dans quelques-unes, comme par exemple dans la fièvre typhoïde de l'homme, on n'a pas toujours vu d'augmentation du nombre des leucocytes, on l'a bien observée dans la grande majorité des autres infections. Ainsi le charbon bactéridien chez les animaux qui en meurent (comme les cobayes, chevaux, bœufs et autres) s'accompagne d'une masse de bactéridies bien vivantes dans le sang, et provoque néanmoins une forte leucocytose, comme cela a été bien des fois constaté par plusieurs observateurs (1). D'après MM. v. Limbeck (2) et Pée (3) la leucocytose est constante dans l'érysipèle de l'homme. Elle se maintient pendant la période fébrile, accompagnée d'une abondance de streptocoques vivants, et cesse après la crise, lorsque l'organisme renferme une masse de ces microbes morts.

La marche parallèle de la leucocytose avec l'état le plus actif des bactéries résulte aussi des recherches de M. v. Limbeck sur la pneumonie fibrineuse de l'homme. Le tracé du nombre des globules blancs correspond exactement à celui de la température : la leucocytose tombe d'une façon critique dans les cas où la température baisse brusquement, tandis que dans les cas où la maladie aboutit à une lysis, l'augmentation des leucocytes ne disparaît que lentement.

Dans ses expériences sur les chiens, M. v. Limbeck a vu l'injection du *Staphylococcus pyogenes aureus* dans l'articulation du genou être presque immédiatement suivie par une très considérable leucocytose, à une période où il n'y avait encore aucun phénomène local.

Il y a donc toujours leucocytose, c'est-à-dire manifestation de la propriété chimiotactique, précisément dans la période de la plus grande prolifération

(1) Bollinger, *Milzbrand*. 1872, pp. 2, 101.

(2) V. Limbeck, *Klinisches und Experimentelles über die entzündliche Leucocytose*, Prag, 1889.

(3) H. Pée, *Untersuchungen über Leucocytose*, Berlin, 1890, p. 13.

des microbes, et, au contraire, diminution de la leucocytose au moment de la mort des bactéries pathogènes. Il ne faut pas oublier non plus que, d'après les recherches antérieures de M. Buchner (1), les mêmes protéines des bactéries, qu'il considère comme résidant exclusivement dans l'intérieur de la cellule bactérienne, provoquent la fièvre, c'est-à-dire le phénomène qui accompagne la période de la prolifération et non celle de la mort des microbes pathogènes.

Comme on l'a constaté pour le plasmode et plusieurs autres organismes inférieurs, les leucocytes aussi sont capables d'autres sensibilités que la chimiotaxie. Leur sensibilité tactile, qui leur sert à l'englobement des corps étrangers, est développée à un très haut degré. Lorsque les leucocytes rencontrent une surface résistante, ils réagissent en se mettant en contact avec elle par leur plus large surface possible, comme l'ont formulé MM. Massart et Bordet. Grâce à cette propriété, les leucocytes peuvent pénétrer à travers les pores les plus fins et s'introduire dans la moelle du sureau et même dans les corps les plus compacts, comme l'os et l'ivoire.

Les différences physiques du milieu ambiant, telles que la variation de la température, de la pression, de la vitesse du mouvement du liquide et probablement bien d'autres encore, doivent être appréciées par les leucocytes. Il serait bien intéressant d'étudier ces propriétés physiotactiques des globules blancs d'une façon méthodique et précise.

(1) *Berliner klinische Wochenschrift*, 1890, n° 30, p. 673.

Attirés à distance grâce à leur chimiotaxie, les leucocytes s'approchent des microbes et d'autres corps qu'ils englobent en se servant de leur sensibilité tactile. Une fois dans l'intérieur des leucocytes, ces corps subissent une influence de la part de ces cellules. On a déjà vu depuis longtemps que les globules rouges, englobés par les leucocytes, se dissolvent pour une part, laissant un résidu pigmentaire. D'un autre côté on peut facilement suivre les changements subis par des globules de pus dans l'intérieur des leucocytes. Ces globules se colorent de plus en plus mal et finissent par se transformer en granulations éparses, qui se dissolvent en partie. Ces changements sont dus au contenu du leucocyte et doivent être interprétés comme un acte de digestion intracellulaire. La preuve de cette conclusion est fournie par la découverte de diastases dans le corps des leucocytes. Ainsi, M. Rossbach (1) a constaté l'existence d'un ferment amylytique dans les leucocytes de différents organes, notamment dans ceux des tonsilles. M. Leber (2) a trouvé que le pus d'un hypopion, totalement privé de microbes et renfermant de la fibrine coagulée, digère cette dernière à la température de 25°; le même pus liquéfie également la gélatine. Cette propriété digestive peut être détruite par un chauffage préalable, ce qui prouve que la diastase des leucocytes est, comme les autres diastases, attaquable par les températures élevées.

La digestion des substances albuminoïdes par les

(1) *Deut. med. Woch.* 1890, p. 389.
(2) *Die Entstehung der Entzündung*, p. 508.

leucocytes peut être très bien démontrée par l'observation des changements graduels des fibres musculaires, englobés par les leucocytes dans les cas d'atrophie aiguë du tissu musculaire. Ce phénomène digestif explique à lui seul la présence de la peptone dans les leucocytes, tant de fois démontrée par M. Hofmeister, sans qu'il soit besoin de recourir à l'hypothèse de ce savant, d'une absorption par ces cellules des peptones préparés dans le canal intestinal.

En ce qui concerne les conditions dans lesquelles s'opère cette digestion intracellulaire, nos connaissances sont encore très incomplètes. Dans un grand nombre d'expériences que j'ai faites avec des grains de tournesol bleus absorbés par des leucocytes, je n'ai vu que dans des cas exceptionnels la couleur bleue se changer en rouge (1). Il paraît donc que la digestion se fait par les leucocytes dans un milieu neutre ou alcalin, comme c'est le cas pour les phagocytes des spongilles.

Ce ne sont pas seulement les débris du tissu musculaire ou des globules du sang qui sont digérés par les leucocytes. Les microbes englobés subissent éga-

(1) *Annales de l'Institut Pasteur*, 1889, p. 29. M. Netchaeff (*Archives de Virchow*, t. CXXV, 1891, p. 448) pense que dans les cas où j'ai accepté le changement de coloration de tournesol bleu en rouge, il ne s'agissait en effet que d'une illusion optique, ce qui lui est arrivé en observant les grains de tournesol dans l'intérieur des leucocytes. Mes recherches, poursuivies depuis plusieurs années, ne me laissent pas une ombre de doute sur la réalité du changement de coloration du tournesol. Je dois ajouter ici qu'en général la critique de mes travaux sur la digestion intracellulaire, faite par M. Netchaeff, démontre que cet observateur n'a jamais examiné les cas les plus classiques de ce phénomène, notamment la digestion des Protozoaires.

lement ce sort, au moins dans un grand nombre de cas. C'est surtout chez les animaux réfractaires qu'on peut le plus facilement observer ces phénomènes de digestion des bactéries dans l'intérieur des leucocytes. Ainsi rien n'est plus instructif que les changements des streptocoques de l'érysipèle dans les leucocytes des rats blancs. Les bactéries englobées se fusionnent en masses irrégulières, qui se colorent d'une façon incomplète, et rappellent au plus haut degré les phénomènes de digestion des bactéries sulfureuses dans le corps des Stentors, dont il a été question dans le second chapitre. Les bactéridies charbonneuses sont également digérées par les leucocytes d'un grand nombre d'animaux réfractaires. Les globules blancs des grenouilles, au lieu de présenter un milieu favorable pour le développement des bacilles charbonneux, comme l'a prétendu d'abord M. Koch (1) et soutenu ensuite M. Petruschky (2), non seulement empêchent la croissance et la vie, mais tuent et digèrent ces bactéries. Toutes les phases de cette digestion correspondent exactement aux phénomènes de la digestion des bacilles saprophytes par des amibes. Comme chez ces dernières (v. le chapitre II), un grand nombre de bacilles englobés se colorent fortement par une vieille solution aqueuse de vésuvine, qui colore aussi (comme l'a également démontré M. Bruno-Hofer) d'autres corps en voie de digestion dans les amibes. Après une période où les bactéridies englobées prennent facile-

(1) *Beiträge zur Biologie der Pflanzen*, publiés par M. Cohn, 1876, t. II, p. 300.
(2) *Zeitschrift für Hygiene*, 1889, t. VII, p. 75.

ment la coloration foncée (fig. 54, 55) il en survient une autre, dans laquelle elles ne se colorent qu'en partie et finissent par ne point prendre de coloration. A la fin on n'aperçoit dans le leucocyte que la membrane de la bactéridie, qui est la partie la plus résistante; mais elle finit aussi par disparaître au bout d'un temps plus ou moins long. La digestion des bactéridies englobées se fait beaucoup plus vite dans les leucocytes des mammifères naturellement réfractaires, comme le chien et la poule, ou vaccinés contre le charbon, comme le lapin, ainsi qu'il suit des recherches de M. Hess (1) et des miennes propres (2).

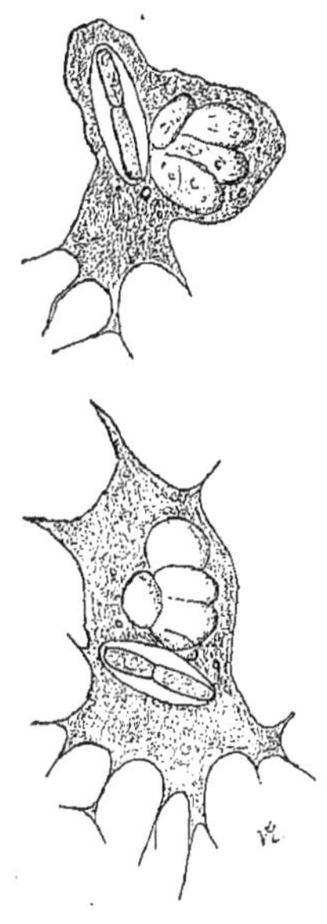

Fig. 54. — Une bactéridie colorée par la vésuvine, dans l'intérieur d'un leucocyte de la grenouille. Les deux figures représentent deux états de mouvement de la même cellule.

La digestion de bien d'autres microbes peut être facilement suivie dans le corps des leucocytes. Souvent on voit des vacuoles se former autour des bactéries englobées, comme on en voit dans le protoplasma des protozoaires et des myxomycètes en train de digérer leur nourriture. J'ai pu observer les changements des spirilles de la fièvre récurrente dans les leucocytes des singes (3), ainsi que la digestion des vi-

(1) *Archives de Virchow*, 1887, t. CIX, p. 365.
(2) *Archives de Virchow*, 1884, t. XCVII, p. 502.
(3) *Ibid.*, 1887, t. CIX, p. 176.

brions de la septicémie vibrionnienne dans ceux des cobayes réfractaires, des streptocoques de l'érysipèle dans les leucocytes de l'homme (1), etc. La façon dont s'accomplit cet acte destructeur et diges-

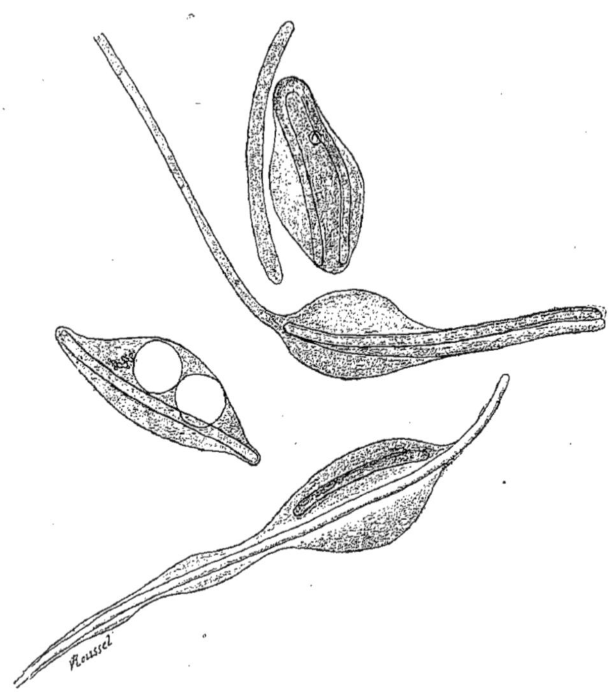

Fig. 55. — Quatre leucocytes de la grenouille, renfermant des bactéridies vivantes (incolores) et tuées (colorées).

tif ne peut être encore précisée pour le moment. On ne sait pas même si la substance qui tue les microbes est une diastase digestive ou autre chose. Le fait que les ferments des animaux supérieurs, comme la pepsine et la trypsine, ne tuent point les bactéries, ne

(1) *Archives de Virchow*, t. CVII, p. 209.

prouve pas qu'il n'y aurait pas d'autres ferments capables d'exercer une action bactéricide.

Quelques auteurs ont contesté en général la propriété digestive des leucocytes. M. SCHAEFER (1) émet cette opinion, après avoir observé que les substances albuminoïdes, ainsi que la graisse et les grains d'amidon, n'éprouvaient aucun changement dans les leucocytes des Tritons. Mais, comme ses observations ont été exécutées avec des leucocytes retirés de l'organisme et introduits dans une solution physiologique de chlorure de sodium, elles ne peuvent réfuter les faits acquis observés sur l'animal vivant. Tout dernièrement M. NETCHAEFF a voulu combattre la digestion intracellulaire des bactéries par les leucocytes, mais nous avons déjà mentionné le manque d'arguments fournis par cet auteur.

Il est donc incontestable que les leucocytes digèrent en général et digèrent les microbes en particulier, sans cependant qu'il s'ensuive nécessairement que ces cellules tuent et digèrent tous les microbes englobés. Dans certaines maladies, les leucocytes englobent une quantité de bactéries, telles que les bacilles de la tuberculose ou ceux du rouget des porcs et de la septicémie des souris, en digèrent même un certain nombre, et pourtant il en reste encore assez pour résister aux leucocytes, se multiplier dans ces cellules et envahir l'organisme entier.

Mais dans plusieurs cas, où les leucocytes sont impuissants pour tuer le microbe, ils l'empêchent pour-

(1) *British medical Journal*, n° 1134, 1882, p. 573.

tant de croître ainsi que d'exercer son action nuisible. Les meilleurs exemples nous sont fournis par les spores des bactéries, en leur qualité de germes excessivement résistants. Les spores de la bactéridie sont facilement englobés par les leucocytes de beaucoup d'espèces animales, et entre autres par ceux des animaux réfractaires, comme la grenouille et la poule. Eh bien, malgré que ces spores poussent facilement dans le plasma lymphatique de ces espèces, elles sont incapables de germer et de croître dans le corps des leucocytes mêmes. Conservant leur vitalité ainsi que leur virulence pendant un temps souvent très long, les spores ne peuvent cependant exercer leur influence nuisible, empêchées qu'elles sont par les leucocytes vivants. Une fois pourtant que ces cellules ont subi un affaiblissement considérable, comme c'est le cas chez des poules refroidies ou chez les grenouilles réchauffées artificiellement, les spores germent dans l'intérieur des leucocytes morts ou affaiblis, et envahissent l'organisme entier (1). Ces expériences répétées plusieurs fois par M. Trapeznikoff (2) dans mon laboratoire, démontrent de la façon la plus évidente le rôle important et salutaire des leucocytes, dans les cas où ces cellules sont incapables de tuer la spore, et où les liquides de l'organisme sont complètement impuissants à protéger l'animal envahi.

On s'est beaucoup occupé de la question de la mul-

(1) Voir le travail de M. Wagner, *Annales de l'Institut Pasteur*, 1890, p. 570.
(2) *Ibid.* 1891, p. 362.

tiplication des leucocytes. Leurs formes polynucléaires, avec leur noyau fragmenté, n'ont qu'à diviser leur protoplasma pour produire deux leucocytes nouveaux. Ce phénomène a été décrit par M. RANVIER (1) et observé par plusieurs autres observateurs, surtout par M. ARNOLD (2). Malgré les réserves qu'on fit longtemps, à la suite de la découverte d'une division karyokinétique ou indirecte, qu'on supposa généralement répandue, on finit par accepter la division simple ou directe des leucocytes polynucléaires. Mais, après s'être assuré de la réalité de ce phénomène, on alla si loin, qu'on nia complètement la propriété des leucocytes de se diviser autrement que par une voie directe. Toutes les observations d'une division karyokinétique des leucocytes, à partir de celles de M. PÉREMECHKO et KOULTCHITSKY (3), furent donc déclarées douteuses. Eh bien, les leucocytes sont pourtant capables de se diviser par voie indirecte, avec mitose, ou karyokinèse, comme on l'a prouvé plusieurs fois. M. FLEMMING (4) a observé ce phénomène à différentes reprises et il l'a confirmé encore tout dernièrement pour les leucocytes de la salamandre. M. SPRONCK (5) a pu constater la division mitotique des leucocytes dans le sang même du lapin, et a trouvé qu'à peu près 2 p. 1000 de ces cellules se trouvent chez l'animal normal en voie de division indirecte. Je me range complètement à cette opinion,

(1) *Traité d'histologie technique*, 2e édition, 1889, p. 137.
(2) *Archiv für mikroskopische Anatomie*, 1888, p. 270.
(3) *Centralblatt f. medic. Wissenschaften*.
(4) *Archiv f. mikrosk. Anatomie*, t. XXXVII, 1891, p. 249.
(5) *Nederlandsch Tijdscrift voor Geneeskunde*, 1889, 29 mars.

puisque j'ai vu sur les préparations du Dr MUSKATBLUTH, faites dans mon laboratoire à Odessa, la division mitotique indiscutable des leucocytes du lapin. Moi-même j'ai observé à plusieurs reprises le même phénomène chez les cellules migratrices des larves d'axolote. Seulement, dans tous les cas cités, il s'agit de grands leucocytes mononucléaires, les polynucléaires

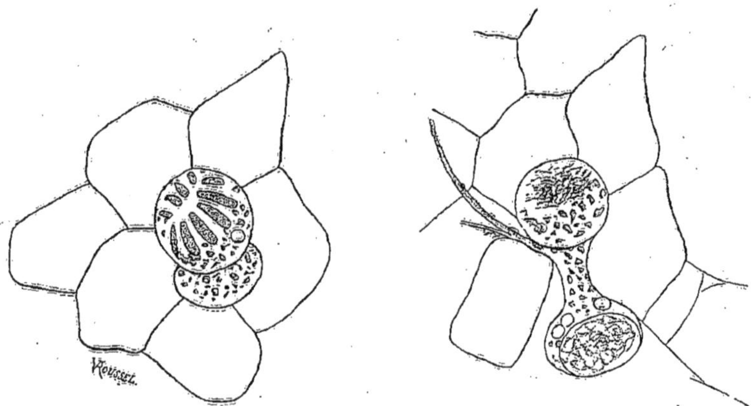

FIG. 56. — Une cellule migratrice de la nageoire d'une larve d'axolote; en division karyokinétique.

se multipliant par division directe. Chez les larves des axolotes blancs on peut poursuivre sur le vivant (en étudiant la nageoire caudale) toutes les phases de la division karyokinétique des leucocytes émigrés des vaisseaux et la transformation des nouvelles cellules en éléments mobiles (fig. 56).

On a également nié la propriété des leucocytes de subir des transformations progressives. La mort si fréquente de ces cellules dans les exsudats a suscité l'idée que les leucocytes sont en général des éléments voués inévitablement à la mort et par cela incapables de devenir cellules d'un tissu quelconque. On a même voulu voir dans la forme multiple du noyau des leucocytes polynucléaires un signe évident d'une fin prochaine. Sous l'influence de ces doctrines on est arrivé à nier la faculté des leucocytes de se transformer en cellules fixes du tissu conjonctif et même en cellules épithélioïdes ou géantes. On est tombé juste dans l'extrême opposé de la théorie soutenue autrefois par COHNHEIM et surtout par M. ZIEGLER (1). Tout d'abord cet observateur faisait dériver les cellules des granulations, ainsi que les éléments épithélioïdes et géants des tubercules, exclusivement des leucocytes mononucléaires, puis il a fini par abandonner sa thèse et par se ranger du côté des adversaires de ses premières opinions, qui croient le leucocyte incapable de donner n'importe quel autre élément cellulaire. Au Congrès international de Berlin, tenu en 1890, M. ZIEGLER (2), se basant surtout sur les recherches de M. NIKIFOROFF, exécutées dans son laboratoire à Fribourg, déclara formellement que « les leucocytes ne prennent aucune part active à la néoformation des tissus. » MM. MARCHAND (3) et GRAWITZ (4) s'associèrent à cette opinion, s'appuyant sur leurs propres observations. Les leucocytes, émigrés lors de l'inflammation, ne se transformeraient point en cellules des granulations, mais périraient dans l'exsudat et seraient résorbés par les

(1) *Ueber die pathologische Bindegewebsneubildung*, 1875.

(2) *Centralblatt für allgemeine Pathologie*, 1890, nos 18 et 19, p. 575.

(3) *Ibid.* p. 577.

(4) *Ibid.* p. 578.

canaux lymphatiques ou dévorés par les cellules amiboïdes, provenant des éléments fixes du tissu conjonctif. M. Ribbert (1) soutient une opinion analogue.

Les recherches de M. Nikiforoff (2), sur lesquelles s'appuie Ziegler, ont été faites avec les granulations du tissu sous-cutané des chiens, provoquées par l'introduction de tubes à drainage. Quoiqu'il affirme dans ses conclusions que, dans la néoformation des tissus, les leucocytes ne prennent aucune part active, pas plus que les globules rouges ou la fibrine, et qu'il déclare que cette production est exclusivement due à la prolifération des cellules des tissus (p. 415), pourtant il avoue lui-même qu'il n'a pu fournir de preuves suffisantes de ce que « les cellules provenant des vaisseaux sanguins soient incapables d'un développement ultérieur et d'une transformation en cellules épithélioïdes et en fibroblastes ». « D'après ce que j'ai observé — ajoute M. Nikiforoff — je penche cependant plutôt vers l'opinion que, dans les granulations, les leucocytes mononucléaires se transforment à la suite d'une fragmentation du noyau en formes polynucléaires et sont finalement englobés par les phagocytes (p. 421). » On voit bien que le ton de cette phrase est beaucoup moins affirmatif que celui de la première conclusion, et que celui de la formule de M. Ziegler. Lorsqu'on consulte les observations mêmes de M. Nikiforoff, on voit facilement qu'elles ne prouvent nullement sa thèse principale, la non-

(1) *Contralblatt für allgemeine pathologie*, 1890, n° 21, p. 665.

(2) *Beiträge zur pathologischen Anatomie* de Ziegler, t. VIII, 1890, p. 400.

participation des leucocytes à la néoformation granuleuse. L'apparition des cellules des granulations à une époque où les éléments fixes sont en voie de prolifération ne fournit aucune preuve contre le rôle des leucocytes. Un autre argument de M. NIKIFOROFF — la division mitotique — n'appuie aucunement sa thèse, puisqu'on sait bien à présent que les leucocytes sont sûrement capables de se diviser par voie indirecte.

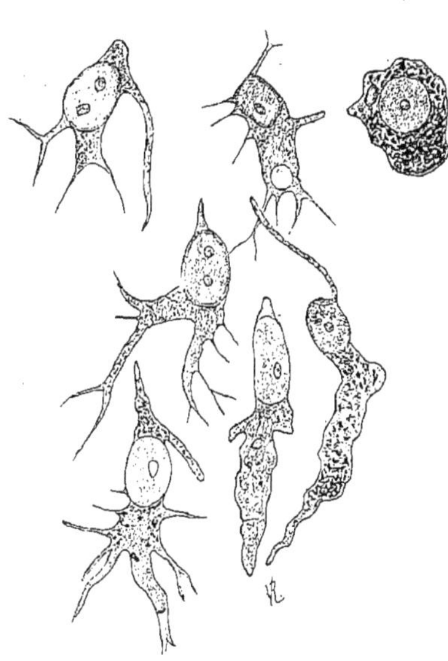

FIG. 57. — Passage entre les cellules mobiles et les cellules fixes. Nageoire d'un têtard de *Rana agilis*.

Il est tout naturel que les données de M. NIKIFOROFF manquent de netteté et de précision. Son objet d'étude, les granulations du tissu sous-cutané des chiens, ne permet point de se former une notion suffisante du phénomène. Pour aboutir à un résultat, il faut s'adresser à un objet sur lequel on puisse de jour en jour poursuivre la marche des phénomènes. Eh bien, si l'on choisit la nageoire des têtards de Batraciens, lésée d'une façon quelconque, et si on l'examine ensuite pendant plusieurs jours et même pendant plusieurs semaines sur le vivant, comme je l'ai fait dans mes expériences, on constate facilement que chez ces animaux les cellules polynucléaires se transforment d'abord en mononucléaires par l'effet d'une fusion des noyaux, et ensuite en vé-

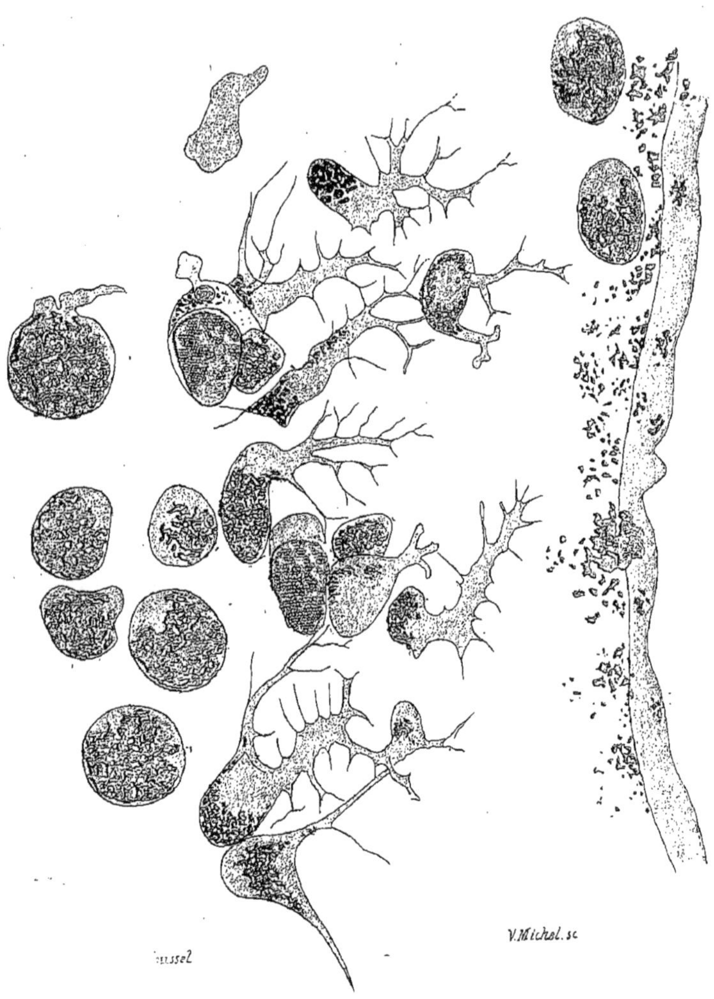

FIG. 58. — Point enflammé de la nageoire d'une larve de *Bombinator igneus* huit jours après la cautérisation.

ritables cellules étoilées fixes du tissu conjonctif (fig. 57). Pour mieux encore s'assurer de ce fait, il convient de produire la lésion avec un instrument chargé de grains de carmin. Ces derniers, englobés par les leucocytes émigrés, restent dans l'intérieur des cellules conjonctives, dont la nature est facilement révélée par les appendices caractéristiques en forme de bois du cerf (fig. 58).

L'opinion, acceptée au Congrès de Berlin, ne peut donc pas être soutenue. Ce n'est point la nouvelle thèse de M. Ziegler, mais bien son ancienne manière de voir de 1875 et 1876, qui est juste. Quoique mes observations directes ne portent que sur des amphibies, pourtant elles concordent parfaitement avec les faits constatés chez les vertébrés supérieurs par tous les observateurs, sans excepter M. Nikiforoff lui-même. Seulement, chez les mammifères, on n'a point de preuves de ce que les leucocytes polynucléaires se transformeraient en mononucléaires. Tandis que ces derniers deviennent sûrement des cellules épithélioïdes granuleuses et géantes, les polynucléaires semblent dépourvus de cette propriété.

En faveur de la thèse que je soutiens, je puis citer encore les dernières communications de M. Flemming (1) qui, lui aussi, a vu dans les branchies des larves des salamandres les noyaux lobés ou multiples des cellules migratrices se fusionner en un seul noyau arrondi.

En ce qui concerne les mammifères, je n'ai qu'à invoquer le fait de la formation des cellules épithélioïdes et géantes aux dépens des leucocytes mononucléaires dans l'intérieur des vaisseaux chez les lapins, aux-

(1) *Archiv f. mikrosk. Anat.*, 1891, t. XXXVII, p. 277.

quels on a inoculé dans les veines les bacilles tuberculeux. Ce fait, décrit par M. YERSIN (1), a été observé plusieurs fois par moi-même (2). M. TCHISTOWITCH (3), dans un travail exécuté dans mon laboratoire, a également observé tous les états transitoires entre les véritables leucocytes mononucléaires et les cellules épithélioïdes et géantes dans les alvéoles pulmonaires des lapins.

En résumant cet aperçu de nos connaissances actuelles des leucocytes, nous devons conclure que les deux variétés de ces cellules qui jouent le rôle principal dans l'inflammation — les leucocytes mononucléaires et les neutrophiles, — sont des éléments doués d'une sensibilité chimiotactique et physiotactique très considérable, capables de mouvements amiboïdes et aptes à englober et à digérer différents corps étrangers, notamment beaucoup de microbes vivants. Chez les amphibies au moins, les leucocytes polynucléaires peuvent se transformer en mononucléaires et devenir cellules fixes du tissu conjonctif. Chez les vertébrés, en général, les leucocytes mononucléaires sont capables de se transformer en cellules épithélioïdes et géantes.

Tout ce qui a été dit au sujet des leucocytes s'applique aux cellules migratrices diverses.

(1) *Annales de l'Institut Pasteur*, 1888, p. 257.

(2) *Archives de Virchow*, 1888, juillet, p. 88.

(3) *Annales de l'Institut Pasteur*, 1889, juillet, p. 347 et Pl. VI, fig. 5 et 7.

NEUVIÈME LEÇON

SOMMAIRE. — Endothélium des vaisseaux. — Développement primaire aux dépens des cellules mobiles. — Développement des capillaires. — Contractilité des cellules endothéliales. — Cellules étoilées. — Phagocytose des cellules endothéliales.

Cellules fixes du tissu conjonctif. — Clasmatocytes de Ranvier. — Cellules d'Ehrlich.

Passage actif des leucocytes dans la diapédèse. — Expériences avec la quinine (Binz, Disselhorst). — « Itio in partes ». — Dilatation des vaisseaux. — Théorie de l'influence du tissu environnant. — Influence du système nerveux. — Chimiotaxie négative des leucocytes dans les infections graves.

Après les leucocytes, ce sont les vaisseaux et leur endothélium qui jouent le rôle le plus important dans l'inflammation. D'après les recherches embryologiques modernes, exécutées sur les embryons des poissons (1), ce sont les cellules mobiles de la surface du sac vitellin qui forment les premières cellules endothéliales des vaisseaux. Il n'est donc point étonnant que les éléments endothéliaux aient conservé encore plusieurs traits de mobilité, attestant leur origine.

(1) Voir H. ZIEGLER, *Die Entstehung des Blutes der Wirbelthiere*. Feriburg i. B., 1889.

Ce sont surtout les prolongements protoplasmiques des cellules endothéliales des vaisseaux lors de la formation de nouveaux capillaires, qui ont attiré l'attention des observateurs. Sur la paroi vasculaire apparaissent des bourgeons coniques, constitués par le protoplasma ; il se produit ainsi un prolongement qui s'allonge lentement, présentant des signes d'un mouvement protoplasmique peu actif. Ces appendices se rencontrent souvent entre eux et forment des anses, d'abord solides, puis qui se creusent en la cavité vasculaire. Plusieurs observateurs, comme MM. Stricker (1), Goloubew (2), Klebs (3) et Severini (4), ont constaté un certain degré de contractilité de la paroi endothéliale des capillaires, ce qui prouve encore plus le caractère mobile de ces cellules. Cette propriété doit jouer sûrement un rôle important dans la formation des orifices pendant l'inflammation, comme le pense M. Klebs (5) et comme je l'ai supposé dans mes premiers travaux sur l'inflammation (6). Ces orifices ne sont nullement préformés, comme l'a admis autrefois M. Arnold, en établissant sa théorie des stomates, mais se forment au moment de la réaction inflammatoire même, comme il a observé (7) en fondant sa

(1) Moleschott, *Untersuchungen zur Naturlehre*, t. X.

(2) *Archiv für mikroskopische Anatomie*, 1868.

(3) *Allgemeine Pathologie*, t. II, 1889, p. 384.

(4) *La contrattilità dei capillari*, 1881.

(5) Voir aussi Leydig qui, dans son opuscule : *Zelle und Gewebe*, 1885, p. 17, a exprimé son opinion que « parfois les petites pores peuvent se dilater en grands orifices pour permettre le passage des globules du sang ».

(6) *Biologisches Centralblatt*, 1883, p. 564.

(7) *Archives de Virchow*, t. LXII, 1875, p. 487.

théorie des stigmates (fig. 59). Quoique M. ARNOLD ne fasse aucune allusion au sujet de la contractilité des cellules endothéliales, il admet (1) pourtant que « les espaces qui se trouvent entre ces éléments, changent suivant les conditions de la tension et de la diffusion, de sorte que la position respective des cellules endothéliales est très variable ». Il considère ces espaces entre les cellules comme remplis d'une substance liquide ou visqueuse. Ces pores entre les éléments en-

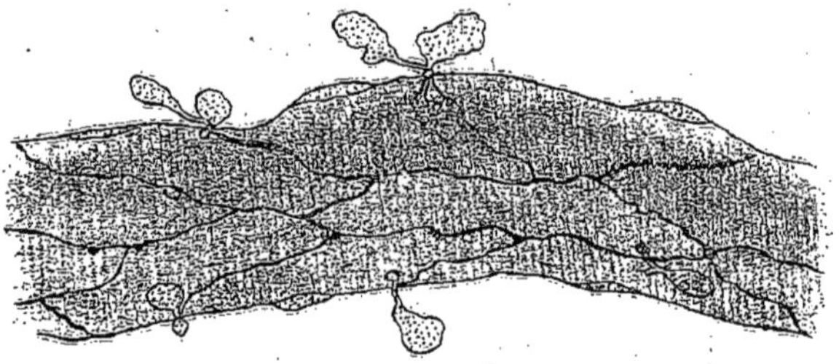

FIG. 59. — Passage des leucocytes au travers des stigmates (d'après ARNOLD).

dothéliaux qui s'ouvrent pour laisser passer les globules et le liquide du sang, et qui se ferment après ce passage, pourraient être plus justement comparées avec les pores de l'ectoderme des éponges qui s'ouvrent et se ferment pour le passage des corpuscules suspendus dans l'eau ambiante. Dans les deux cas il s'agit de cellules contractiles, dont les mouvements peuvent être secondés par des cellules voisines (cellules fusiformes des éponges et cellules contractiles de la gaine endothéliale).

La contractilité des cellules endothéliales des vais-

(1) *Archives de Vischow.*, t. XLVI, 1876, p. 104.

seaux sanguins peut être encore démontrée dans les cas où ces éléments quittant la paroi vasculaire pénètrent, à l'aide de leurs mouvements amiboïdes, dans la cavité des vaisseaux. Des faits de ce genre s'observent à la suite de l'injection des bacilles tuberculeux dans le système sanguin des lapins. Quelque temps après cette injection, on trouve des vaisseaux composés dans certains endroits uniquement d'une membrane adventice, tandis que les cellules endothéliales se sont entièrement déplacées. Les faits de ce genre sont surtout fréquents dans les capillaires du foie, dont l'endothélium ne donne point de contours typiques après l'imprégnation par le nitrate d'argent, comme cela a été constaté par EBERTH et plusieurs autres observateurs. Les cellules endothéliales des capillaires hépatiques se détachent facilement de la paroi adventice, et apparaissent sous forme de cellules étoilées, munies de prolongements très variables. Décrites pour la première fois par M. KUPFFER (1), ces cellules, en raison de leur forme extérieure et de leurs appendices allongés, ont été considérées d'abord comme des éléments nerveux. Mais bientôt on dut s'assurer qu'elles appartiennent plutôt au tissu endothélial (2), et qu'elles se distinguent par leur propriété d'englober différentes granulations. Souvent, surtout chez les grenouilles, on trouve dans leur contenu des masses de pigment rougeâtre. Les grains de matières colorantes, injectées dans le système sanguin, sont

(1) *Archiv f. mikrosk. Anat.*, t. XII, p. 353.

(2) ASCH, *Ueb. d. Ablagerung von Fett u. Pigment in den Sternzellen d. Leber*. Bonn, 1884.

aussi facilement englobés par ces mêmes cellules, comme l'ont démontré M. PONFICK (1) et plusieurs autres observateurs.

Les cellules étoilées, ainsi que d'autres éléments de l'endothélium vasculaire, sont capables aussi d'englober différents microbes pathogènes et saprophytes, parvenus dans le sang. C'est le cas pour les bacilles lépreux, qu'on a retrouvés dans le protoplasma des cellules endothéliales des vaisseaux sanguins quelquefois réunis par groupes. Leur nombre est souvent tellement grand que la surface du noyau est complètement recouverte par ces microbes. Cette découverte a été faite par MM. NEISSER (2) et TOUTON (3), qui constatèrent que certaines cellules endothéliales remplies de bacilles se détachent de la paroi et se trouvent libres dans la cavité vasculaire. M. WYSSOKOWITCH (4) trouva depuis que beaucoup de microbes, injectés dans le sang des lapins, se retrouvent aussi en partie dans les cellules endothéliales du foie. On peut très bien observer ce phénomème quelque temps après l'introduction des bacilles tuberculeux dans la veine de l'oreille des lapins : une grande partie des bacilles injectés se retrouvent dans les cellules endothéliales, notamment dans celles du foie. Le même fait s'observe aussi dans le cours de l'infection naturelle. Les cellules endothéliales du foie des personnes, mortes à la suite

(1) *Archives de Virchow*, t. XLVIII, 1869, p. 1.

(2) *Archives de Virchow*, t. LXXXIV, 1881.

(3) *Fortschritte d. Medicin*, 1886, nº 2, p. 48 (*Archives de Virchow*, t. CIV, 1886, p. 381).

(4) *Zeitschrift für Hygiene*, 1886, t. I, p. 1. Voir aussi le journal « Wratch », 1891, nº 44, p. 991.

de l'impaludisme, sont remplies de parasites malariques. L'exemple peut-être le plus frappant est celui du bacille du rouget des porcs envahissant l'organisme des pigeons. L'endothélium des vaisseaux sanguins, surtout dans le foie de ces oiseaux, renferme souvent des masses énormes de ces microbes qui remplissent presque tout le contenu de ces cellules (fig. 60). Comme le bacille du rouget des porcs (de même que celui de la lèpre) est immobile, sa présence dans le protoplasma des cellules endothéliales ne peut être expliquée que par un englobement actif de la part de ces éléments.

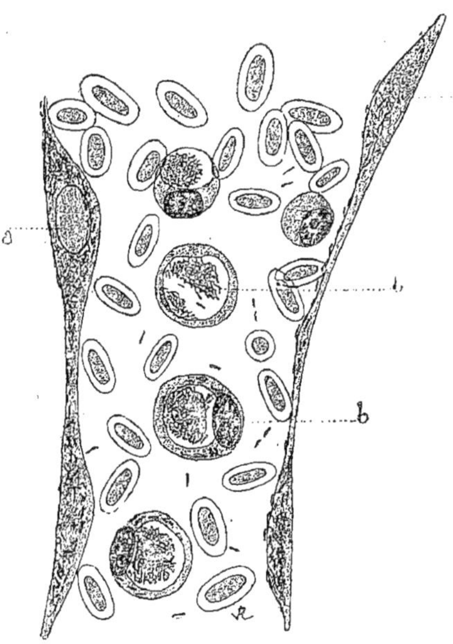

Fig. 60. — Une veine du foie de pigeon, dont les cellules endothéliales renferment des bacilles du rouget des porcs.

J'ai insisté sur ces détails parce que le fait de la contractilité et des propriétés phagocytaires des cellules endothéliales des vaisseaux présente une importance très grande dans la question de l'inflammation. D'autres espèces d'éléments endothéliaux présentent les mêmes qualités.

Ainsi, les cellules de l'endothélium lymphatique sont encore plus souvent le siège des bacilles lépreux que celles des vaisseaux sanguins. M. Ran-

VIER (1) a prouvé, depuis longtemps, que les cellules endothéliales de l'épiploon enflammé du cobaye sont en état d'englober les corps étrangers (myéline, vermillon), injectés dans la cavité péritonéale. Tout récemment, observant les phénomènes inflammatoires de l'épiploon (2), il a pu constater la contractilité des cellules endothéliales de cet organe.

Dans son mémoire sur la régénération et l'inflammation des ganglions lymphatiques, M. RIBBERT (3) insiste souvent sur la contractilité des cellules endothéliales de ces organes.

Les éléments cellulaires du tissu conjonctif jouent certainement quelque rôle dans l'inflammation, quoique celui-ci soit évidemment beaucoup moins important et constant qu'on ne l'a supposé autrefois, et aussi moins actif que le rôle joué par les leucocytes et les cellules endothéliales des vaisseaux sanguins. Encore faut-il observer qu'il est extrêmement difficile de se faire une idée exacte du concours des cellules conjonctives dans le processus inflammatoire. L'observation directe de la queue des têtards et des larves d'Urodèles ne nous a permis d'accepter qu'une modification de forme et des ramifications des cellules fixes d'une durée passagère, modification qui doit être envisagée comme le résultat immédiat de la lésion. Cela prouve donc que la réaction inflammatoire tout à fait typique peut se manifester sans une participation importante des cellules fixes du tissu conjonctif.

(1) *Leçons sur le système nerveux*, 1878, t. I, p. 304.
(2) *Comptes rendus de l'Acad. d. Sciences*, 20 avril 1891, p. 842.
(3) *Beiträge zur patholog. Anatomie* de ZIEGLER, t. VI, 1889, p. 205.

Ces dernières se multiplient dans un organe enflammé et fournissent de nouvelles cellules servant à remplacer les éléments détruits par la cause nocive. Voilà pourquoi on trouve dans une période plus ou moins avancée de l'inflammation des figures karyokinétiques dans les cellules conjonctives.

Tout récemment M. RANVIER (1) a attiré l'attention sur une espèce de cellules du tissu conjonctif qui correspondent aux « cellules plasmiques » (Plasmazellen) de WALDEYER, et qu'il a désignées sous le nom de *Clasmatocytes* (Pl. II, fig. 8). Ces derniers apparaissent sous forme d'éléments très volumineux, ramifiés et granuleux, provenant des leucocytes ou cellules migratrices grossies et devenues immobiles. Lors de l'inflammation, d'après M. RANVIER, les clasmatocytes reprennent leur mobilité ancienne, se multiplient abondamment et contribuent à la formation des cellules du pus. Les clasmatocytes ne formeraient donc qu'un élément passager du tissu conjonctif et serviraient de réserve leucocytaire pour le cas d'une inflammation. Abondantes dans le tissu péritonéal des tritons, des grenouilles et des lapins, ces cellules ne se trouvent point dans l'état larvaire des amphibies.

Certains autres éléments du tissu conjonctif doivent aussi jouer quelque rôle dans les phénomènes inflammatoires. Ainsi les cellules basophiles, ou « Mastzellen » d'EHRLICH (Pl. III, fig. 3), sont souvent nombreuses dans les produits inflammatoires, quoiqu'on ne soit point encore en état d'expliquer leur présence

(1) *Comptes rendus de l'Acad. d. Sciences*, 27 avril 1891, p. 922.

dans ces endroits. Quelques particularités de la coloration de leurs granulations semblent indiquer que ces cellules jouent un rôle de purificateurs des produits de l'inflammation. Peut-être les grains qui remplissent leur contenu ne sont-ils que les produits excrétés par d'autres cellules?

Après avoir envisagé les éléments principaux qui participent à la réaction inflammatoire, on pourrait se demander comment ils agissent dans ce processus. Il n'est point nécessaire d'insister longuement sur l'activité des mouvements des leucocytes lors de leur migration à travers la paroi vasculaire. Malgré tous les efforts de COHNHEIM, secondés par le désir général de réduire le plus vite possible les phénomènes vitaux à leurs causes mécaniques, on a dû reconnaître presque à l'unanimité (THOMA, V. RECKLINGHAUSEN, LAVDOVSKY et autres) que l'émigration se fait à l'aide de la mobilité amiboïde des leucocytes. Ce résultat s'impose lorsqu'on compare la facilité avec laquelle se produit le passage des leucocytes à travers les parois vasculaires, avec la diapédèse purement passive des globules rouges. Ces derniers restent souvent indéfiniment accolés à la paroi ou bien se déchirent en pièces, au lieu de passer au dehors des vaisseaux. Même M. HERING (1), qui le premier a posé la thèse de la filtration des leucocytes lors de l'inflammation, accepte le concours des mouvements amiboïdes de ces cellules. Seulement il attribue à ces mouvements

(1) *Sitzungsberichte der k. Akademie der Wiss. in Wien.*, t. LVII, sect. II, 1868, p. 170.

un rôle tout à fait secondaire, tandis qu'en réalité ils sont des plus importants. Pour faire filtrer les leucocytes il faudrait d'après lui que le sang continue à circuler ou qu'il subisse une certaine pression. Or, il est facile d'observer l'émigration complète des leucocytes après la cessation totale des mouvements du cœur chez les têtards curarisés jusqu'à la mort, comme cela arrive parfois au cours des expériences (fig. 60).

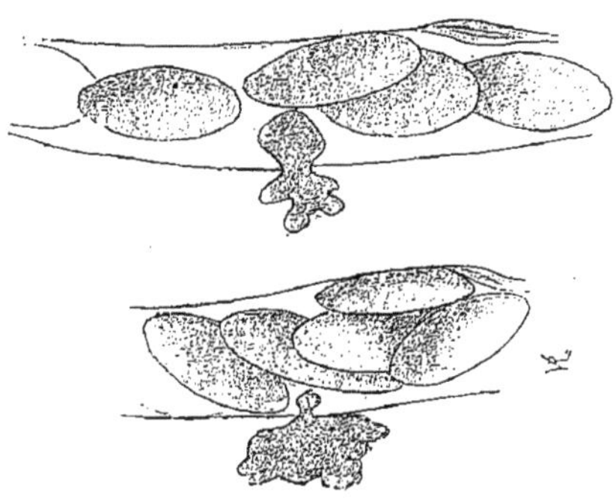

Fig. 61. — Diapédèse d'un leucocyte au travers de la paroi d'un capillaire, dans lequel le sang est immobile.

Dans l'acte même du passage des leucocytes à travers les parois vasculaires, il faut déjà reconnaître une certaine influence chimiotactique ou physiotactique.

En n'admettant qu'un simple effet de sensibilité tactile, comme le font MM. Massart et Bordet (1), on ne saurait expliquer le fait que les leucocytes restent dans l'intérieur des vaisseaux dans les cas où ces derniers sont suffisamment dilatés, et où en même temps se trouvent dans le voisinage des substances qui exercent une action repoussante sur les leucocytes. Depuis longtemps il a été constaté par M. Binz que le mésentère de la grenouille, arrosé avec des solutions de quinine, ne présente point de diapédèse des glo-

(1) Journal publié par la *Soc. r. d. sciences médicales et naturelles de Bruxelles*, 1890, V.

bules blancs. Comme la quinine est un poison du protoplasma, on en a conclu que les leucocytes sont paralysés par cette substance et, pour cette raison, ne peuvent point traverser la paroi vasculaire. M. Disselhorst (1), répétant ces mêmes expériences, confirma le fait de l'absence de la diapédèse des leucocytes, mais constata en même temps, avec étonnement, que les leucocytes n'étaient point paralysés dans leurs mouvements. Retirés des vaisseaux, ils manifestèrent leur mobilité amiboïde ordinaire. Pour expliquer ces faits, M. Disselhorst invoqua le concours de la paroi vasculaire comme indispensable pour le passage des leucocytes. Or, comme, d'après son avis, la quinine agit justement sur la paroi vasculaire, celle-ci empêcherait la diapédèse de s'accomplir. Dans ses réflexions, M. Disselhorst ne tint point compte de la propriété chimiotactique des leucocytes, qui alors n'était pas encore acceptée. Par contre, si on admet cette fonction, on devra expliquer l'influence de la quinine par une chimiotaxie négative des leucocytes, qui, quoique parfaitement mobiles, ne se dirigent point vers l'endroit arrosé par cette substance. Les leucocytes ont dû par conséquent apprécier la présence de la quinine lors de leur séjour dans l'intérieur des vaisseaux.

La même explication peut servir dans les cas où les leucocytes, en présence de microbes d'une virulence excessive, ne traversent point la paroi vasculaire, malgré la dilatation des vaisseaux. Ainsi dans les mala-

(1) *Archives de Virchow*, 1888, juillet, t. CXIII, p. 108.

dies infectieuses les plus rapidement mortelles, comme le choléra des poules, la septicémie vibrionienne des cobayes et des pigeons et bien d'autres encore, il ne se fait presque point d'émigration vers l'organe envahi. Il se produit pourtant une inflammation considérable avec hyperémie et exsudation séreuse, même hémorragique, et malgré toutes ces conditions si favorables, la diapédèse n'a point lieu. Ce phénomène peut être expliqué par une chimiotaxie négative, manifestée par les leucocytes intra-vasculaires, ce qui est d'autant plus admissible que, mis en contact direct avec les leucocytes, les microbes des maladies citées ne sont point englobés par ces cellules. L'action chimiotactique dans l'intérieur des vaisseaux doit être nécessairement acceptée en vue de la leucocytose, provoquée par la résorption, de beaucoup de produits microbiens.

En paralysant non la mobilité, mais la sensibilité des leucocytes avec la paraldéhyde et le chloroforme, MM. Massart et Bordet ont pu complètement suspendre la diapédèse.

Il est très probable que dans l'acte de l'émigration, en dehors de la sensibilité tactile et chimiotactique des leucocytes différentes autres sensibilités peuvent jouer un rôle. Dans des lésions qui ne sont accompagnées que d'une très faible nécrose des cellules et où, par conséquent, on ne peut supposer une attraction chimiotactique considérable, c'est probablement le changement physique du milieu (différence de la tension, etc.) qui peut exercer une influence attractive sur les leucocytes.

La diapédèse des leucocytes est ordinairement précédée par la distribution périphérique de ces cellules dans le vaisseau dilaté. Ce phénomène, qu'on a désigné sous le nom de « itio in partes » (SAMUEL) est généralement considéré comme le plus mécanique de tous les actes de l'inflammation. On a voulu l'expliquer d'abord par les mouvements des globules blancs sphériques comparés aux mouvements rapides des hématies aplaties ; mais ensuite on s'est arrêté à l'explication proposée par M. CHKLAREWSKY (1) dans un travail exécuté dans le laboratoire de M. HELMHOLZ. Le principe de cette explication est dans le fait, constaté par MACH et BONDI, que les corpuscules insolubles suspendus dans un liquide augmentent la densité du mélange. Or, comme dans un vaisseau les globules ne circulent que dans la partie axiale de la veine-fluide, tandis que la partie périphérique n'est composée que de liquide, la densité de ce dernier doit être moins grande que celle de la partie centrale. Comme les leucocytes ont un poids spécifique moins considérable que les hématies, ce sont eux qui sont repoussés du courant axial plus dense dans la partie périphérique d'une moindre densité.

Quoique au fond la distribution périphérique des leucocytes doit dépendre d'un phénomène purement mécanique, puisque les globules blancs, anesthésiés par le chloroforme dans les expériences de MM. MASSART et BORDET, se dirigent vers la périphérie des vaisseaux, l'explication généralement adoptée ne peut

(1) *Archives de Physiologie générale* de PFLUEGER, t. I.

point être admise. On sait, depuis Cohnheim, et le fait a été confirmé entre autres par M. Chklarewsky lui-même, que la distribution périphérique, ainsi que l'émigration, s'opèrent aussi bien quand les leucocytes ont préalablement absorbé des grains de vermillion. Or, ces leucocytes renferment un sel de mercure, qui doit les rendre non seulement beaucoup plus lourds qu'ils n'étaient auparavant, mais certainement aussi plus lourds que les hématies. Et pourtant les hématies restent dans la partie axiale, tandis que les leucocytes appesantis passent à la périphérie.

M. Hering a surtout invoqué la viscosité des leucocytes pour expliquer leur adhésion à la paroi vasculaire. Cette théorie a du reste trouvé peu de partisans, parce que les leucocytes ne sont point visqueux et ne s'accolent pas par suite de leur consistance, mais uniquement à l'aide de leurs propriétés amiboïdes. Pour se faire une idée de l'absence de la viscosité du protoplasma nu, on n'a qu'à toucher les grands plasmodes des myxomycètes, tel que celui de la *Spumaria alba*.

Si on pouvait admettre que le traitement par le chloroforme, tel qu'il a été pratiqué par MM. Massart et Bordet, ne supprime pas la sensibilité des leucocytes d'une façon complète, on pourrait peut-être attribuer leur accumulation, dans la zone périphérique des vaisseaux dilatés, par le reste de cette sensibilité qui leur permettrait d'apprécier la différence du milieu extérieur. Or, les leucocytes se dirigent vers les endroits les plus calmes, dans lesquels ils peuvent étaler leurs prolongements protoplasmiques.

La paroi vasculaire, à la suite de la contractilité de ses cellules endothéliales, peut sans doute faciliter le passage des leucocytes, quoique ces derniers soient bien capables de traverser des membranes non contractiles, comme par exemple le tissu épithélial des vertébrés (Stoehr) ou des ascidies. Mais la contractilité des cellules endothéliales doit jouer plutôt un rôle dans le passage des globules rouges et des parties liquides du sang, surtout dans les cas où, comme dans les maladies infectieuses ci-dessus citées, les leucocytes restent dans le sang, à la suite d'une chimiotaxie négative, tandis que le plasma et les hématies traversent la paroi vasculaire.

Quoique les leucocytes parviennent à émigrer même dans les cas où les veinules sont normales ou à peine dilatées (comme dans la diapédèse à l'état normal chez les têtards, observée pour la première fois par M. Recklinghausen), il est cependant incontestable que la dilatation des vaisseaux avec ralentissement du courant sanguin présente une condition très favorable à la diapédèse. Cette dilatation, si constante dans l'inflammation des vertébrés, est un phénomène compliqué, attribuable à l'action combinée de plusieurs facteurs. Cohnheim (1), qui l'attribuait exclusivement à l'action de la paroi vasculaire même, chercha à prouver sa thèse à l'aide de l'expérience suivante : après avoir étalé la langue d'une grenouille sur une plaque de liège, il coupa tout ce qui la réunissait au corps, sauf l'artère et la veine. Croyant

(1) *Gesammelte Abhandlungen*, 1885, p. 423.

avoir éliminé ainsi toute influence nerveuse, Cohnheim appliqua une excitation quelconque et vit s'établir l'inflammation comme d'habitude. Il ne voulut point admettre l'influence des appareils nerveux siégeant dans les parois vasculaires mêmes, et pourtant il est bien probable que ces appareils jouent un rôle.

Dans la production de l'hypérémie inflammatoire on attribue une influence considérable aux tissus dont l'état de tension retentit sur des capillaires. Cette opinion, émise par Kuss, fut, dans ces dernières années, soutenue par M. Landerer (1), qui a entrepris toute une série d'expériences pour démontrer que la tension des tissus pendant l'inflammation est de beaucoup moindre qu'à l'état normal. Les capillaires, entourés de ces tissus enflammés, ne pouvant plus supporter à eux seuls la pression du sang, cèdent à ce dernier et par conséquent se dilatent. Cette dilatation a pour effet immédiat l'accélération du mouvement du sang qui afflue en abondance dans la masse des capillaires élargis. Mais, au bout d'une certaine période, à mesure que les tissus environnants perdent de plus en plus de leur élasticité, le courant sanguin se ralentit et acquiert ainsi la marche si caractéristique de la circulation inflammatoire.

Cette théorie a également le défaut de ne point tenir compte des influences nerveuses, dont le rôle a été beaucoup étudié ces dernières années. Pour démontrer cette influence d'une façon la plus marquée,

(1) *Ueber die Gewebsspannung*, 1884 et *Zur Lehre von der Entzündung*, Leipzig, 1885.

M. Samuel (1) a fait l'expérience suivante. Après avoir sectionné le nerf sympathique d'un côté sur un lapin, il sectionne les deux nerfs auriculaires de l'autre côté sur le même animal. La paralysie des vaso-moteurs produit d'abord la congestion de l'oreille du côté du sympathique sectionné et a pour conséquence indirecte un certain degré d'anémie de l'oreille du côté opposé. Cette anémie devient encore beaucoup plus considérable à la suite de la section des nerfs sensitifs à cause de l'impossibilité d'une action réflexe sur le sympathique non sectionné. Lorsqu'on traite les deux oreilles avec de l'eau chaude (à 54°), pour produire une inflammation, on obtient des résultats tout à fait différents. L'oreille du côté du sympathique sectionné devient très hyperémiée et l'inflammation qui se produit en elle est très considérable. Du côté opposé, où l'oreille anesthésiée ne manifeste aucune hyperémie, au lieu d'inflammation il s'établit une stase qui se termine par la gangrène. Cette expérience démontre l'influence de l'appareil nerveux dans la réaction inflammatoire et prouve en même temps le rôle salutaire de cette dernière. Du côté où l'inflammation, à la suite de la paralysie des vaso-moteurs, est exagérée, il survient une guérison prompte et définitive, tandis que du côté anémique, dans lequel l'inflammation ne peut s'établir à la suite de la section des nerfs sensitifs, les phénomènes morbides prennent une gravité exceptionnelle.

Chez les lapins, auxquels M. Samuel n'a sectionné

(1) *Archives de Virchow*, 1890, t. CXXI, p. 396.

que les nerfs sensitifs (auricularis major et minor) d'un seul côté, les conséquences étaient beaucoup moins graves. Chez les lapins adultes, opérés de cette façon, et traités ensuite avec de l'eau à 54°, l'inflammation suivit sa marche habituelle et ce n'est que chez les jeunes animaux opérés et traités de la même façon, qu'il put observer un ralentissement dans la réaction inflammatoire, suivie d'une guérison retardée.

M. Roger (1) a fait des expériences analogues ; seulement, au lieu de produire l'inflammation avec de l'eau chaude, il se servit de cultures du streptocoque de l'érysipèle. Il inocula ces bactéries sous la peau des deux oreilles d'un lapin, dont les nerfs sensitifs ont été sectionnés d'un côté. Tandis que dans l'oreille de ce côté l'érysipèle dure très longtemps et aboutit à une guérison très tardive, accompagnée d'une mutilation de l'organe, dans l'oreille du côté opposé (dont les nerfs auriculaires ont été laissés intacts), l'érysipèle suit sa marche habituelle.

Le résultat a été tout opposé dans le cas lorsque M. Roger (2) inocula l'érysipèle à des lapins, auxquels il sectionna non les nerfs sensitifs, mais le sympathique d'un seul côté. La paralysie des vaso-moteurs occasionna une hyperémie considérable qui produisit une influence favorable sur la marche de l'érysipèle, comparativement à l'autre oreille, dont le sympathique a été conservé intact. L'inflammation débuta beaucoup plus tôt et fut suivie d'une guérison prompte du côté énervé, tandis que, du côté opposé, elle se

(1) *Comptes rendus de la Société de biologie*, 1890, n° 34, p. 646.
(2) *Comptes rendus de la Soc. de biol.*, 1890, n° 16, p. 222.

traîna beaucoup plus longtemps, quoiqu'elle finît par se guérir aussi.

Ces expériences confirment les données de plusieurs autres observateurs tels que Snellen, K. Danilewsky et autres, qui avaient constaté une amélioration dans la marche de l'inflammation, à la suite de la section de la partie cervicale du nerf sympathique. M. Samuel, s'appuyant sur le fait que la section de ce nerf d'un côté influence aussi l'oreille du côté opposé, en provoquant son anémie, a modifié l'expérience de la façon suivante. Au lieu de produire l'inflammation des deux oreilles du même lapin, il la produit à deux lapins différents, dont un a subi la section du nerf sympathique d'un seul côté, tandis que l'autre animal a été laissé intact. Chez le lapin opéré, l'inflammation a été provoquée du côté énervé par l'application de l'eau chaude à 54°. Dans ces conditions, l'inflammation a suivi la marche la plus bénigne, non chez le lapin opéré, mais chez le témoin, dont le nerf sympathique a été laissé intact et qui a été traité de la même façon par de l'eau chaude.

Toutes ces expériences démontrent une certaine influence du système nerveux sur l'inflammation, mais prouvent en même temps que cette influence ne sert qu'à accélérer ou à ralentir la marche du phénomène pathologique. Ce rôle ne doit nullement être amoindri, mais on devrait aussi se garder d'exagérer son influence. En le mettant trop en relief, on pourrait méconnaître le jeu véritable des différents agents qui, par leur concours, produisent la réaction inflammatoire.

MM. Charrin et Gley (1) ont démontré que des injections de 20 centimètres cubes de produits solubles du bacille pyocyanique dans le sang de lapin empêchent la dilatation des vaisseaux par voie réflexe. Ainsi par exemple, après une pareille injection, ces auteurs ont « observé que la vaso-dilatation ainsi produite est plus lente à survenir, beaucoup moins intense et d'une moindre durée » (p. 734), que sans injection intraveineuse des produits microbiens. Dans une note ultérieure, MM. Charrin et Gley (2) fournissent la preuve que cette influence empêchant la dilatation vasculaire est due exclusivement aux produits volatiles des cultures pyocyaniques, sans être propre aux produits non volatiles, solubles et insolubles dans l'alcool.

Ces observateurs expliquent les faits qu'ils ont constatés par une diminution de l'excitabilité des appareils vaso-dilatateurs, sous l'influence de ces produits volatils. D'après leur avis, les sécrétions microbiennes diminuent la dilatation vasculaire, empêchent la diapédèse et favorisent par cela l'infection. Ils cherchent même à appliquer cette conclusion à la théorie de l'immunité, d'après laquelle la vaccination amènerait un renforcement de l'appareil nerveux, commandant la dilatation des vaisseaux et la diapédèse.

MM. Charrin et Gamaleïa (3) ont de même empê-

(1) *Archives de physiologie*, 1890, nº 4, p. 724.

(2) *Ibid.*, 1891, nº 1 p. 146.

(3) *Centralblatt für Allgemeine Pathologie*, t. I, 1890, nºs 18, 19, p. 588.

ché la dilatation des vaisseaux avec des vaccins ou des produits du microbe de la septicémie vibrionienne, ainsi qu'avec de simples injections d'eau salée à 5-10 pour cent.

Afin de résoudre la question et de savoir si les mêmes phénomènes se produisent dans le cours naturel de l'infection (pendant laquelle on ne peut point supposer un passage brusque de 20 centimètres cubes de produits microbiens dans le sang), il aurait fallu expérimenter avec des animaux inoculés par les microbes en question. Or, voici ce qui se passe en réalité dans ces conditions. Un peu de culture pyocyanique sur gélose, introduite sous la peau d'un lapin neuf et d'un autre lapin, vacciné contre la maladie du pus bleu, produit une inflammation beaucoup plus considérable chez le premier que chez le second. Les produits pyocyaniques n'empêchent point dans ces conditions ni la dilatation vasculaire, ni la chaleur locale, ni l'exsudation séreuse de se produire, et pourtant la diapédèse est moindre que chez le lapin vacciné, chez lequel la dilatation des vaisseaux et la chaleur sont beaucoup moins prononcées. La différence est encore plus frappante, lorsque l'on compare les phénomènes qui suivent l'inoculation du vibrion de la septicémie vibrionienne (*Vibrio Metchnikowii*) sous la peau de l'oreille des cobayes sensibles et des cobayes rendus réfractaires à l'aide de vaccinations. Chez les premiers, la rougeur, la chaleur et la tumeur sont beaucoup plus considérables que chez les seconds et pourtant la diapédèse est presque nulle chez les cobayes sensibles et au contraire très prononcée chez les vaccinés.

Ces faits nous prouvent d'abord que les microbes employés ne gênent point la dilatation vasculaire chez les animaux sensibles (contrairement à la conclusion de MM. Charrin et Gley), et démontrent ensuite que la diapédèse peut faire défaut ou se développer en un faible degré malgré la dilatation considérable des vaisseaux. Il s'ensuit que la diapédèse est surtout commandée par la sensibilité des leucocytes eux-mêmes. S'il y a sensibilité positive, les leucocytes émigrent, malgré la faible dilatation des vaisseaux; si la sensibilité est négative, la diapédèse ne se produit pas, malgré l'état dilaté des vaisseaux sanguins. Pour s'assurer du degré de la dilatation de ces derniers, on n'a qu'à inoculer un microbe provoquant une sensibilité positive considérable. Si on inocule à un cobaye, sous la peau de l'oreille, un peu de bacilles tuberculeux, et à un autre un peu de vibrions de la septicémie vibrionienne, dans le même endroit, on verra une très faible dilatation et une très grande diapédèse chez le premier, et une dilatation considérable et une diapédèse presque nulle chez le second.

Comme argument indirect contre l'interprétation des faits de MM. Charrin et Gley, je dois invoquer encore les données suivantes.

Dans les infections les plus aiguës, dans lesquelles la diapédèse ne se fait point ou est presque nulle, la présence des leucocytes ne gêne pas du tout la vie et la multiplication des bactéries, parce que, en raison d'une chimiotaxie négative, les leucocytes n'englobent point ces microbes. Il serait donc tout à fait superflu d'empêcher la diapédèse dans ces conditions. Si donc, au lieu d'inoculer un de ces microbes mortels (comme le bacille du choléra des poules à des oiseaux et à des lapins, et le vibrion de la septicémie aviaire aux cobayes et pigeons, etc.) dans le tissu sous-cutané, on l'introduit directement dans le sang, le résultat sera toujours le même. Les animaux mourront au bout d'un temps très court et il ne se produira point de phagocytose dans les cas où les bactéries sont dans le voisinage immédiat des leucocytes dans le sang et la rate, ni dans les cas où elles sont loin de ces cellules, retenues dans l'intérieur des vaisseaux.

La sensibilité des leucocytes joue donc un rôle tout à fait prépondérant dans les maladies inflammatoires, ce qui n'empêche point que la sensibilité des cellules endothéliales, ainsi que la sensibilité nerveuse et d'autres fonctions encore contribuent aussi à la production de la réaction inflammatoire chez les vertébrés (1).

(1) Voir ma leçon sur l'« Immunité » dans le *British medical Journal*, du 31 janvier 1891. Après la rédaction de ce chapitre, MM. MASSART et BORDET, dans une étude sur le rôle de la chimiotaxie des leucocytes dans les infections (*Annales de l'Institut Pasteur*, 1891, p. 417), ont développé les mêmes idées. Ils considèrent, d'après leurs propres expériences, que l'absence de la diapédèse dans certaines infections est due non à une paralysie des centres vaso-dilatateurs, mais bien à la chimiotaxie négative des leucocytes. A la suite de ce travail, il s'engagea une polémique entre MM. CHARRIN et GLEY d'un côté et MM. MASSART et BORDET de l'autre (*Comptes rendus de la Soc. de Biologie*, 1891, pp. 705-710, voir aussi M. BOUCHARD dans les *Comptes rendus de l'Acad. d. Sc.*, 1891, pp. 524-529). Sans entrer dans les détails de cette discussion, on peut formuler comme résultat général

que ce n'est point la paralysie vaso-dilatatrice, mais bien la chimiotaxie négative qui est la véritable cause du manque des leucocytes à l'endroit envahi par les microbes dans certaines infections graves. MM. O. Hertwig (*Physiologische Grundlage der Tuberculinwirkung*. Iéna, 1891) et Buchner (*Münchener medicinische Wochenschrift*, 1891) se sont également prononcés dans le même sens.

DIXIÈME LEÇON

SOMMAIRE. — *Inflammations chroniques.* — Tuberculose, comme type d'une inflammation chronique. — Rôle phagocytaire des cellules tuberculeuses. — Destruction des bacilles tuberculeux par les phagocytes. — Résistance du Meriones vis-à-vis du virus tuberculeux. — Lèpre.

Après avoir terminé cet aperçu sur les acteurs principaux contribuant à l'inflammation des vertébrés, il faut se demander si leur rôle respectif reste le même dans tous les cas de réaction inflammatoire. Dans les inflammations aiguës en général il se produit une dilatation vasculaire, un état actif de l'endothelium vasculaire et une exsudation avec diapédèse, c'est-à-dire trois actes qui ont pour conséquence un afflux considérable des phagocytes vers l'endroit lésé.

Se fait-il la même chose dans les inflammations chroniques ? On a souvent exprimé l'idée que, dans l'inflammation aiguë c'étaient surtout les phénomènes vasculaires avec la diapédèse qui étaient en jeu, tandis que dans l'inflammation chronique le rôle principal devait être attribué aux phénomènes locaux des tissus sans un concours notable de la part des éléments sanguins et vasculaires.

Les inflammations chroniques, comme les inflammations aiguës, sont dues aux différentes causes d'ordre chimique, physique et surtout biologique. Occasionnées tantôt par une action lente d'une substance nuisible quelconque, comme le plomb, le phosphore ou l'alcool, tantôt par une action prolongée de la chaleur ou autres facteurs physiques nuisibles, elles sont le plus souvent dues à une influence immédiate des microbes et de leurs produits toxiques.

Prenons comme exemple d'une inflammation chronique celle qui aboutit à la formation de tubercules dans la tuberculose bacillaire ou dans un autre granulome quelconque. Ce choix s'explique non seulement par la grande importance du tubercule au point de vue pathologique, mais encore par ceci que, dans sa formation, un rôle prépondérant est attribué justement aux éléments fixes des tissus. D'après la théorie de M. Baumgarten (1), acceptée par la plupart des pathologistes, les cellules phagocytaires en général et les leucocytes en particulier ne jouent aucun ou presque aucun rôle dans la formation du véritable tubercule. Ce dernier est considéré comme le produit d'une prolifération des éléments fixes locaux, provoquée par le voisinage du bacille tuberculeux. Ainsi, d'après cette théorie, le tubercule pulmonaire se développe surtout aux dépens des cellules épithéliales des alvéoles, le tubercule hépatique aux dépens des cellules hépati-

(1) *Tuberkel und Tuberkulose*, Berlin, 1885 (Extrait du *Zeitschrift für klinische Medicin*).

ques et épithéliales des canaux biliaires, le tubercule rénal se forme à la suite de la prolifération des cellules épithéliales des canalicules, etc. Le tissu conjonctif contribue aussi à la formation du tubercule par ses éléments fixes et endothéliaux. Les leucocytes ne joueraient, d'après cette théorie, qu'un rôle purement secondaire et n'interviendraient que tardivement dans la marche de la tuberculose.

Pour cette théorie, la tuberculose ne serait donc point une véritable inflammation, ou bien l'inflammation chronique évoluerait tout à fait ou presque indépendamment des phagocytes en général et des leucocytes en particulier.

Pour accélérer les phénomènes de la formation des tubercules, on peut injecter les bacilles de la tuberculose aviaire dans les veines des lapins, animaux, comme on sait, très sensibles à cette bactérie. Au bout de quelques jours, il se produit déjà des tubercules microscopiques qui peuvent servir de type pour ce genre de formations.

Si nous examinons le foie, nous verrons que les cellules tuberculeuses, épithélioïdes et géantes, se forment uniquement aux dépens des éléments phagocytaires, c'est-à-dire des grands leucocytes mononucléaires et des cellules étoilées de Kupffer, de provenance endothéliale. Jamais une seule cellule hépatique ou épithéliale ne contribue à la formation du tubercule. Il est vrai que quelquefois on trouve des noyaux de ces éléments en voie de division karyokinétique, mais cette prolifération ne se trouve en aucun rapport direct avec la formation du tubercule, et ne sert qu'à régénérer les éléments propres du tissu hépatique.

Le tubercule hépatique, se développant aux dépens des cellules phagocytaires d'origine mésodermique, se forme à la suite non d'une multiplication, mais d'une agglomération de ces éléments. Les phagocytes se réunissent en amas, qui constituent le tubercule primitif. Dans l'intérieur de ces phagocytes tuberculeux se trouvent des bacilles englobés par les cellules amiboïdes. Les cellules épithélioïdes se fusionnent à plusieurs pour engendrer des cellules géantes, tandis qu'un grand nombre de leucocytes mononucléaires et de lymphocytes augmentent le nombre d'éléments constituant le tubercule. Si les lymphocytes mêmes ne sont encore point des phagocytes, ils le deviennent bientôt, après s'être transformés en cellules épithélioïdes.

Le tubercule hépatique n'est donc point un produit d'origine mixte, comme le prétend la théorie de M. Baumgarten, mais bien un produit purement mésodermique, constitué par des cellules amiboïdes et phagocytaires. Le développement du tubercule pulmonaire confirme cette manière de voir. Se formant aux dépens des cellules endothéliales des vaisseaux sanguins, avec le concours des leucocytes, les tubercules pulmonaires sont le produit, non d'une prolifération de ces cellules, mais de leur agglomération à l'aide de mouvements amiboïdes. Les cellules de ces tubercules englobent aussi les bacilles tuberculeux, manifestant ainsi leurs propriétés phagocytaires. Dans les cas où les « cellules à poussière » (*Staubzellen* des

Allemands) contribuent à la formation des tubercules, nous avons affaire aussi à des éléments phagocytaires, dérivés des leucocytes mononucléaires (1).

Les tubercules de la rate et des ganglions lymphatiques se développent également à la suite d'une réunion des grands phagocytes de ces organes, phagocytes munis d'un seul grand noyau. Les mêmes néoplasies des cobayes et des spermophiles, produites par le bacille tuberculeux aviaire ou humain, confirment toujours la même règle : *le tubercule est composé d'une réunion de phagocytes d'origine mésodermique, qui affluent vers les endroits où se trouvent les bacilles, et les englobent.* Les phagocytes restent sous forme de cellules épithélioïdes ou se transforment en cellules géantes. Ces dernières peuvent se développer d'une façon différente, qui aboutit toujours à la formation de grandes masses protoplasmiques renfermant plusieurs noyaux. Tantôt ces derniers se reproduisent par une sorte de bourgeonnement, comme chez les spermophiles ; tantôt, ce qui est le cas le plus fréquent, les noyaux multiples dérivent des cellules fusionnées en plasmodes. Peut-être même la multiplication des noyaux se fait quelquefois aussi par voie karyokinétique, ce qui du reste n'a jamais encore été constaté d'une façon suffisante.

La participation des leucocytes dans la production

(1) Voir le travail de M. TCHISTOWITCH, fait dans mon laboratoire, dans les *Annales de l'Inst. Pasteur*, 1889, p. 337.

M. W. AFANASIEFF, dans une étude sur le développement du tubercule pulmonaire du lapin, inoculé avec des bacilles de la tuberculose humaine, étude faite dans mon laboratoire, a prouvé que dans ce cas aussi le tubercule est un produit purement phagocytaire.

du tubercule est un fait bien assuré; seulement, ces leucocytes appartiennent à la catégorie des mononucléaires. Les polynucléaires englobent très facilement les bacilles tuberculeux, mais périssent au bout d'un temps très court, et deviennent, avec leur contenu microbien, la proie de différents phagocytes mononucléaires qu'on peut désigner sous le nom générique de *macrophages*. Ces derniers résistent beaucoup mieux aux bacilles tuberculeux et parviennent même quelquefois à les détruire. Ainsi j'ai pu constater une dégénérescence très caractéristique des bacilles tuberculeux d'origine humaine et aviaire dans les cellules épithélioïdes et surtout dans les cellules géantes des spermophiles, animaux qui, en général, résistent assez bien à la tuberculose (1). Les bacilles, évidemment sous l'influence des cellules citées, deviennent plus gros et perdent peu à peu leur propriété de fixer la coloration. Le plus souvent, c'est d'abord la partie centrale qui se décolore, quelquefois c'est au contraire la partie périphérique qui perd sa coloration. Ensuite le bacille se transforme en un corps jaunâtre, en forme de saucisson, dans l'intérieur duquel on voit un canal très mince. Les bacilles ainsi déformés se réunissent en une masse qui prend l'aspect caractéristique d'un

(1) Voir mon article dans les *Archives de Virchow*, 1888, t. CXIII, p. 63. Les données sur la tuberculose des spermophiles, réunies dans ce travail, se rapportent au bacille de la tuberculose aviaire. Les expériences ultérieures m'ont démontré que le spermophile est plus sensible vis-à-vis de la tuberculose humaine, malgré quoi il en détruit un certain nombre par le même mode de transformation en corps jaunes. Au Congrès de Londres, M. Bardach a communiqué des faits prouvant la grande sensibilité du spermophile pour le virus de la tuberculose humaine, dont il s'est servi dans ses expériences.

morceau d'ambre, et frappent l'attention par leur coloration brunâtre. Toutes ces transformations ne s'observent jamais ni dans les cultures où il y a pourtant beaucoup de bacilles morts, ni en dehors des cellules tuberculeuses. Elles doivent être par conséquent considérées comme le résultat d'une action phagocytaire de ces cellules et rappellent les phénomènes dégénératifs que nous avons décrits dans les kystes des grégarines et dans les larves des nématodes, entourés par des phagocytes du lombric. Dans tous ces cas, il s'agit de sécrétions anormales de la part des parasites, réagissant à l'influence des phagocytes qui les renferment ou les entourent.

Des transformations des bacilles, tout à fait semblables à celles que je viens de décrire ont été constatées aussi dans les cellules géantes des lapins, et très rarement dans celles des cobayes. Par contre, je n'ai jamais été en état de retrouver ce mode de destruction des bacilles ni chez les bovidés (dans la pommelière), ni chez l'homme. Et cependant, dans ces cas, la résistance de l'organisme est souvent très marquée. Depuis longtemps on a observé la calcification des tubercules comme moyen de guérison de la tuberculose de l'homme. Afin de donner une idée plus exacte de ce phénomène de réaction, je puis citer le cas de la résistance vis-à-vis du virus tuberculeux de l'organisme de la gerbille d'Algérie (*Meriones Shawi*). Ce rongeur, qui n'est pas absolument réfractaire à la tuberculose, supporte cette maladie beaucoup mieux qu'un grand nombre de ses congénères. Des *Meriones*, inoculés sous la peau et même dans l'œil avec une culture du bacille de la tuberculose humaine, résistent pendant de longs mois à cette infection.

Lorsqu'on sacrifie des *Meriones* inoculés depuis six à huit mois, on trouve un grand nombre de tubercules dans les organes abdominaux, les poumons et les ganglions. Et cependant ces tubercules ne présentent pas, dans la majorité des cas, de phénomènes de nécrose et de caséification. Le tissu tuberculeux, composé de cellules bien vivantes, renferme des bacilles, dont la grande majorité présente une dégénérescence très remarquable, qui mérite d'être décrite d'une façon plus détaillée.

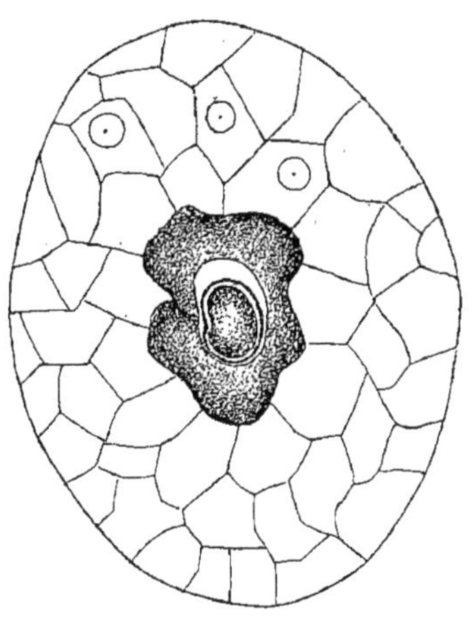

Fig. 62. — Tubercule avec un corps calcaire de la gerbille.

C'est la rate de la gerbille qui présente le champ de bataille le plus important. Cet organe est parsemé de petits tubercules, composés de cellules épithélioïdes et géantes non nécrosées. Les cellules tuberculeuses renferment un petit nombre de bacilles tuberculeux ordinaires, tandis que les cellules géantes contiennent des corps calcaires très caractéristiques (fig. 62). Examinés directement sous le microscope, ils se présentent dans la majorité des cas sous forme de corps en 8, très réfringents. Quelquefois leur forme est simplement arrondie ou irrégulière. Sous l'influence d'acides, le sel calcaire (phosphate de chaux) se dissout, laissant une série plus ou moins nombreuse de couches concentriques assez minces (fig. 63).

Ces corps calcaires ont la plus grande ressemblance avec les formations décrites par SCHUEPPEL (1) dans les ganglions scrofuleux, et retrouvées par plusieurs auteurs dans beaucoup de cas de tuberculose ganglionnaire (2) de l'homme (fig. 64, 65). Mais, tandis que chez ce dernier l'origine des corps calcaires striés est encore complètement obscure, chez la gerbille elle

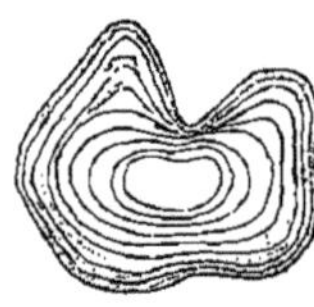

FIG. 63. — Ce même corps calcaire, traité par un acide dilué.

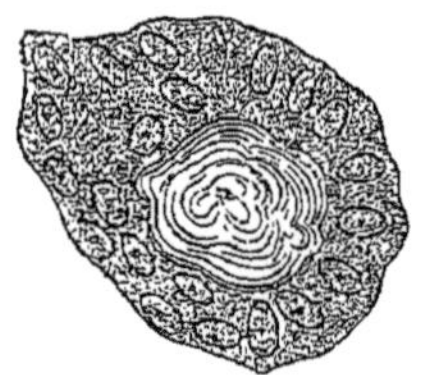

FIG. 64. — Tubercule scrofuleux avec un corps calcaire de l'homme (d'après SCHUPPEL).

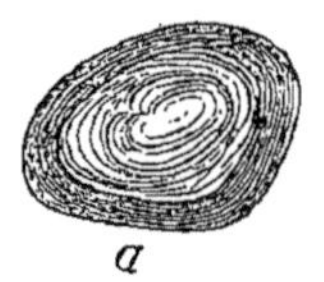

FIG. 65. — Un corps calcaire d'un ganglion mésentérique de l'homme (d'après ZIEGLER).

peut être révélée avec une grande facilité. L'examen des préparations étalées ou des coupes colorées par le procédé de la double coloration (*Gram* ou *Ziehl*), démontrent aussitôt que les corps calcaires témoignent d'un état de dégénérescence des bacilles tuberculeux dans l'intérieur des cellules géantes du rongeur. Dans les jeunes stades, les bacilles se colorent à la façon normale et ne présentent en général rien de particulier. Mais à côté on rencontre d'autres cellules géantes

(1) *Untersuchungen über Lymphdrüsen-Tuberkulose. Tübingen*, 1871, p. 104 et pl. I, fig. 3, 4.

(2) ZIEGLER, *Lehrbuch d. path. Anatomie*, 6e édition, 1890, t. II, p. 98, fig. 50.

(Tab. III, fig. 4), dont les bacilles (*a*) sont revêtus d'une couche assez épaisse d'une substance amorphe et incolore (*b*). Cette sécrétion devient de plus en plus abondante, de sorte que les bacilles se montrent entourés de plusieurs couches concentriques. Souvent ces microbes conservent encore leur coloration caractéristique par le violet de gentiane ou la fuchsine, mais plus souvent encore ils la perdent définitivement en prenant la coloration supplémentaire (fig. 5). Quelquefois, on rencontre dans le centre d'un corps calcaire un bacille divisé en deux, et dont une moitié conserve encore la coloration primaire, tandis que l'autre l'a déjà perdue (fig. 6). Par une série de transformations intermédiaires, on aboutit à des bacilles décolorés, dont les traces sont encore représentées par un contour très marqué (fig. 7). Mais finalement les bacilles ne se distinguent en rien de la substance environnante (fig. 8) et finissent par disparaître complètement (fig. 9). Ce dernier stade, qui est de beaucoup le plus fréquent, nous présente des corps calcaires stratifiés.

Tandis que les couches sont imprégnées de phosphate de chaux, les membranes qui résistent à l'action des acides faibles sont composées d'une substance identique à celle qui constitue l'enveloppe du bacille tuberculeux. Comme cette dernière, elles sont dissoutes par les acides concentrés, ne sont point attaquées par les alcalis et ne donnent pas de coloration rouge avec le réactif de Millon.

On doit admettre, d'après l'ensemble de ces faits, que les couches concentriques sont des sécrétions du bacille tuberculeux tout à fait analogues à ces cuticules stratifiées et multiples que nous avons signalées chez les grégarines et les nématodes, gênés par les phagocytes du lombric (p. 83). Dans le cas de la gerbille nous avons donc une production de plusieurs enveloppes par le bacille qui se défend contre la cellule géante, dans laquelle il réside. Par contre, il est très probable que le phosphate de chaux est déposé par la cellule géante même, dans sa réaction contre le bacille.

La lutte des deux organismes vivants — le bacille tuberculeux et la cellule géante de la gerbille — se poursuit donc à l'aide de sécrétions. Le bacille se défend par la sécrétion des membranes cuticulaires, et probablement aussi par la production de toxines, tandis que la cellule géante sécrète un dépôt calcaire à l'aide duquel elle emmuraille le bacille, et finit par le tuer dans un très grand nombre de cas. La cellule géante produit probablement aussi des liquides digestifs lui servant à attaquer et à digérer le bacille.

Le dépôt du phosphate de chaux exige un milieu alcalin dans l'intérieur de la cellule géante, ce qui peut être démontré par des réactifs divers. Ainsi l'alizarine sulfacide, réactif si sensible, donne une coloration violette prononcée, accusant ainsi la réaction alcaline du contenu de la cellule géante et du corps calcaire d'origine bacillaire. La coloration très foncée par l'hématoxyline (fig. 8) confirme le même fait.

Les conditions précises de cette lutte entre le microbe et le phagocyte présentent un intérêt de la plus haute importance; elles feront l'objet d'une étude expérimentale particulière. Ici nous n'insisterons que sur la conclusion que les cellules géantes, si caractéristiques pour la tuberculose en général, présentent véritablement une forme spéciale de phagocytes très actifs dans leur lutte contre les microbes. Ce résultat a été confirmé par la découverte de M. Soudakewitch (1), d'une propriété des cellules géantes du lupus de digérer les fibres élastiques de la peau. Il faut donc une activité très grande pour attaquer des corps aussi résistants que les bacilles tuberculeux et les fibres élastiques. Sous ce rapport, les cellules géantes du tubercule peuvent être comparées aux ostoclastes, cellules géantes qui accomplissent la résorption de l'os.

Contre la théorie de M. Weigert (2), acceptée par M. Koch (3) et quelques autres pathologistes, d'après laquelle la cellule géante des tubercules présenterait un état de nécrose partielle, qui empêcherait la division du protoplasma, on peut objecter, outre les faits déjà cités d'une résistance remarquable de ces cellules, leur propriété de se diviser en cellules plus petites. Le fait que cette division n'est point accompagnée d'une transformation karyokinétique des noyaux ne peut nullement surprendre, puisque dans ce cas les noyaux sont déjà multiples dès l'origine, et qu'il ne s'agit plus que de diviser le corps protoplasmique de la cellule.

(1) *Archives de Virchow*, 1889, t. CXV, p. 264.

(2) *Deutsche med. Wochenschr.*, 1885 et *Fortschritte d. Medicin*, 1888, p. 809.

(3) *Deutsche med. Woch.*, 1891, n° 3, p. 102.

Si on accepte l'opinion, émise par plusieurs auteurs, et dernièrement encore exprimée par M. Chun (1), que la fragmentation du noyau, augmentant la surface nucléaire, peut servir à activer les phénomènes de nutrition intracellulaire, on comprendra facilement l'utilité que pourrait présenter l'augmentation du nombre des noyaux dans des cellules qui digèrent des corps résistants. Il ne faut pas perdre de vue que pendant la digestion intracellulaire de tant d'animaux invertébrés, il se forme souvent des plasmodes, et que ces mêmes fusions cellulaires sont très fréquentes dans les cas de réaction phagocytaire des éponges, méduses, échinodermes, mollusques, daphnies et autres.

Les cellules tuberculeuses, éléments de réaction de l'organisme contre les microbes, périssent souvent elles-mêmes sous l'influence des bacilles, et fournissent alors des masses nécrosées et caséeuses si caractéristiques. Pour une part, cette transformation tient probablement à ce que les tubercules, ne renfermant point de vaisseaux sanguins, sont incomplètement alimentés, ce qui diminue la vitalité et l'activité des phagocytes. Dans les cas où à l'aide des injections de tuberculine, il se produit une inflammation considérable, M. Koch a observé une amélioration de l'état des cobayes, et beaucoup d'observateurs ont constaté des améliorations temporaires chez l'homme. Probablement il intervient ici une influence de l'inflammation provoquée sur les cellules tuberculeuses,

(1) *Physik. ökon. Gesellschaft zu Königsberg*, 3 avril 1890.

qui s'alimentent mieux, deviennent plus actives, et présentent par conséquent une résistance plus considérable vis-à-vis des bacilles.

L'exemple d'inflammation chronique, choisi pour élucider la question de ce phénomène, nous a montré qu'il s'agit ici d'une réaction des éléments phagocytaires d'origine mésodermique. Si la prépondérance des macrophages semble indiquer l'absence des éléments leucocytaires, il ne faut point oublier que parmi les macrophages des tubercules il se trouve un grand nombre de leucocytes mononucléaires, dont la fréquence dans le sang des phtisiques a été déjà constatée par M. Ehrlich (1).

La lèpre, autre affection chronique qui se rattache à la tuberculose, doit être incontestablement considérée aussi comme une lutte de la part des phagocytes mésodermiques contre l'invasion du bacille spécifique, lutte qui se prolonge pendant de longues années. Quoiqu'on ne connaisse pas encore d'une façon définitive l'origine des macrophages, connus sous le nom de cellules lépreuses, il est pourtant très probable qu'ils dérivent des cellules endothéliales et conjonctives, aussi bien que des leucocytes mononucléaires. Ces cellules se réunissent pour produire des granulomes, et fonctionnent en qualité de phagocytes, détruisant les bacilles dans leur intérieur.

Les recherches antérieures de MM. Neisser (2) et

(1) *Charite-Annalen*, XII, 1887, et *Farbenanalytische Untersuchungen*, etc., 1891, I, p. 124.

(2) *Archives de Virchow*, 1881, t. LXXXIV, p. 520.

KÖBNER (1), ainsi que les travaux récents de MM. SOUDAKEWITCH (2) et SAWTCHENKO (3) ne laissent aucun doute sur ce caractère général de la pathologie cellulaire de la lèpre. Ayant eu plusieurs fois occasion d'étudier la lèpre cutanée ainsi que celle du foie (entre autres sur des préparations de M. MUSCATBLÜTH faites dans mon ancien laboratoire d'Odessa), je puis confirmer ce fait que les cellules lépreuses, dans ces cas, présentaient tous les caractères des phagocytes mésodermiques. Dans le foie ce sont surtout les cellules du type endothélial qui englobent les bacilles lépreux, présentant dans leur intérieur une quantité extraordinaire de vacuoles. Cette « dégénérescence » vacuolaire, si on l'envisage dans son rapport avec les phénomènes de lutte phagocytaire, doit être considérée plutôt comme une sécrétion abondante de liquides digestifs, semblable à ce que nous trouvons chez les protozoaires en période de digestion intracellulaire. Dans l'intérieur des cellules lépreuses en général et de celles de la peau en particulier, on trouve souvent des quantités énormes de bacilles détruits, ce qui prouve le rôle thérapeutique des phagocytes. Si MM. BOINET et BOREL (4) n'ont pu réussir à constater ce rôle, cela prouve seulement qu'ils ont eu affaire à des cas particuliers ou, ce qui est plus probable, que leurs observations sont restées incomplètes.

Parmi les affections tuberculeuses, il s'en trouve une

(1) *Arch. de Virchow*, 1882, t. LXXXVIII, p. 299.
(2) *Beiträge zur pathol. Anatomie de Ziegler*, t. II, fasc. 1.
(3) *Ibid.*, t. IX, p. 241.
(4) *Comptes rendus de la Société de Biologie*, 1890, p. 38.

qui présente pour nous un intérêt tout particulier : C'est la tuberculose des reins de chien et des poumons de chats, produite par des nématodes, et étudiée dernièrement par MM. Ebstein et Nicolaier (1). Il s'agit de la formation de véritables tubercules, composés par des cellules épithélioïdes seules (chien) ou associées avec des cellules géantes (chat), et développés autour des larves de nématodes. Les tubercules des chiens renfermaient chacun une larve vivante, entourée par des masses de cellules tuberculeuses. Nous avons donc ici un exemple d'une agglomération de phagocytes autour d'un animal sûrement vivant. Ce cas nous présente une analogie frappante avec l'observation (relatée dans la cinquième leçon) d'une réunion de phagocytes autour des larves vivantes de Rhabditis chez le lombric. Il nous montre encore une fois qu'une agglomération de cellules amiboïdes peut être provoquée par des organismes vivants, et n'exige nullement la présence de matières mortes ou extraites des cadavres de parasites. Malheureusement, ces cas de tuberculose zooparasitaire ne sont pas encore suffisamment étudiés, et on ne connaît rien de précis sur la provenance et le développement des éléments tuberculeux.

Ainsi que l'a démontré M. Brault (2), il y a une grande analogie entre ce qui se passe dans les inflammations chroniques, provoquées par le bacille tuberculeux, et les processus connus sous le nom de *cirrhose hypertrophique*. Dans les deux cas il s'agit d'une

(1) *Archives de Virchow*, 1889, t. CXVIII, p. 432, pl. XIII, XIV.
(2) *Archives générales de médecine*, 1888, p. 47.

réaction du tissu conjonctif, ou plutôt des éléments mésodermiques en général, réaction qui se prolonge pendant de longues périodes.

Même si l'on considère comme établi que ces cirrhoses sont produites en dernière instance par des poisons chimiques, tels que le plomb, l'alcool et autres, l'analogie des processus pathologiques peut être maintenue. Seulement, dans les cas d'inflammations chroniques infectieuses, les phagocytes se dirigent vers les parasites, tandis que dans les cirrhoses ces cellules attaqueraient surtout les éléments affaiblis par l'action des poisons. Le résultat peut donc être tout à fait différent, parce que dans un cas les phagocytes détruisent les microbes, et dans l'autre ils éliminent les cellules propres de l'organisme. Ce dernier cas rapproche ces inflammations chroniques des phénomènes d'atrophie, qui doivent être traités séparément.

ONZIÈME LEÇON

Sommaire. — *Inflammations séreuses.* — Deux groupes de ces inflammations. — Théorie du pouvoir bactéricide des humeurs et l'exsudation séreuse. — Propriété antitoxique du sérum et les inflammations séreuses.

Dans les inflammations chroniques, comme dans les inflammations aiguës manifestant la forme purulente, fibrineuse ou catarrhale, nous retrouvons toujours, comme élément fondamental, une action phagocytaire très prononcée. Ce n'est que dans les inflammations séreuses que les phagocytes se trouvent en quantité trop faible pour que leur rôle puisse être considéré comme prépondérant. Mais jusqu'à présent, on ne connaît ces inflammations séreuses que d'une manière fort incomplète.

Autant qu'on en peut juger d'après les expériences sur les animaux, l'inflammation séreuse présente des formes diverses. D'abord, il y a des inflammations séreuses qui revêtent ce caractère par suite d'une sensibilité négative des leucocytes. Ces derniers n'émigrent pas, ne se dirigent point vers l'endroit menacé et ne contribuent pas, par conséquent, à la formation de l'exsudat. Mais puisque les parois vasculaires réagissent, elles font passer par leurs pores le liquide qui constitue l'exsudat séreux, presque entièrement privé de leucocytes. Cet exsudat renferme une quantité souvent très considérable de microbes pathogènes qui se multiplient abondamment sans entraves. L'organisme animal, privé ainsi de sa défense phagocytaire, devient aussitôt la proie du microbe. Dans cette catégorie d'inflammations séreuses rentrent les maladies les plus aiguës et les plus mortelles, comme par exemple la septicémie vibrionienne des oiseaux et des cobayes, le charbon chez les petits rongeurs, souris et cobayes, et quelques autres infections encore. Dans la septicémie mentionnée, le vibrion libre pullule dans l'exsudat séreux presque complètement dépourvu de leucocytes. Dans l'exsudat séreux des animaux charbonneux, la bactéridie ne se trouve cependant qu'en faible quantité, et pourtant cet exsudat se réunit à l'endroit infecté ou dans son voisinage.

Dans un autre groupe d'inflammations séreuses d'origine microbienne, les bactéries ne se trouvent point dans l'exsudat séreux qui se forme dans les endroits plus ou moins éloignés du nid des microbes. La pleurésie séreuse qui accompagne souvent la diphtérie chez les cobayes ne présente point, comme l'ont démontré MM. Roux et Yersin (1), de microbes dans la sérosité, ceux-ci restant localisés sur le point de l'inoculation. Dans dix cas d'inflammations sé-

(1) *Annales de l'Institut Pasteur*, 1888, p. 635 et autres.

reuses qui accompagnaient les phlegmons ou autres affections suppuratives, le liquide de l'œdème inflammatoire, examiné par M. ZIMMERMANN (1), ne renfermait jamais de microbes. On peut se demander si cette transsudation de liquides représente un phénomène réactionnel de la part de l'organisme et, si elle en est un, quel avantage peut retirer de cette réaction l'organisme envahi?

En examinant cette question, il faut penser d'abord à une influence microbicide du liquide transsudé, qui débarrasserait l'organisme de ses agresseurs. Or, bien au contraire, l'œdème inflammatoire fournit un liquide très favorable à la vie de toutes sortes de bactéries. Quoique la sérosité charbonneuse ne renferme d'habitude que peu de microbes, elle peut cependant leur servir de milieu nutritif. Même chez les animaux qui résistent au charbon, les spores de la bactéridie, introduites dans l'œdème charbonneux développé après une première inoculation, germent et donnent une nouvelle génération de bacilles (2). La faible quantité de ces microbes dans la sérosité ne prouve donc nullement que ce liquide soit bactéricide.

La tuberculose humaine est aussi souvent accompagnée d'une pleurésie séreuse, dans laquelle on ne trouve pas de bacilles. Et cependant ce n'est pas parce qu'ils ont été tués par le liquide qu'ils sont absents. Ils ne se trouvaient point dans le liquide dès le début, car, s'ils avaient été présents, ils auraient

(1) *Münchener medicinische Wochenschrift*, 1889, nº 9, p. 141.
(2) Voir pour les rats, *Annales de l'Inst. Pasteur*, 1890, p. 201.

certainement attiré les leucocytes, qui sont influencés d'une façon tout à fait positive par le bacille tuberculeux. Pour la diphtérie, le doute sur l'absence initiale des bacilles dans l'exsudat séreux n'est point non plus possible, attendu que ce microbe reste toujours localisé à l'endroit de l'inoculation. Dans les dix cas de M. ZIMMERMANN, déjà mentionnés, il s'agissait d'affections provoquées par le streptocoque pyogène et le staphylocoque, c'est-à-dire par deux microbes vis-à-vis desquels, comme l'a prouvé M. STERN (1), le liquide exsudatif de l'homme est absolument impuissant, comme moyen bactéricide. Et pourtant l'exsudat séreux, recueilli par M. ZIMMERMANN, ne renfermait jamais de microbes.

Cette analyse des faits connus ne nous autorise point à admettre que l'inflammation séreuse soit un moyen employé par l'organisme pour détruire les microbes pathogènes. Les résultats obtenus au sujet de la propriété bactéricide des humeurs en général ne font que confirmer cette conclusion.

Malgré tout ce qui a été entrepris pour démontrer le rôle actif de cette propriété dans la destruction des microbes et la production de l'immunité, il faut reconnaître que ce facteur ne présente aucune importance à ce point de vue. Plus on a étudié le pouvoir bactéricide du sérum, plus on a dû se convaincre qu'il n'a aucun rapport, ni avec les phénomènes qui se passent dans l'organisme, ni avec l'immunité. M. BEHRING, un des principaux initiateurs de la théo-

(1) *Zeitschrift für klinische Medicin*, t. XVIII, 1890, p. 62.

rie bactéricide des humeurs, après avoir fait un grand nombre de recherches personnelles sur le sujet, a fini par douter que l'action bactéricide du sang privé de ses éléments cellulaires soit réellement la cause de l'immunité (1). Les nombreuses expériences qu'il a faites avec M. NISSEN (2) ont démontré que la propriété bactéricide du sérum ne coexiste que dans quelques cas isolés avec l'immunité naturelle ou acquise. Parmi ces cas, les deux plus marqués concernent l'action du sérum des rats vis-à-vis de la bactéridie, et de celui des cobayes vaccinés contre le *Vibrio Metchnikowii*.

Quoique les faits découverts par MM. BEHRING et NISSEN soient parfaitement exacts, et que le sérum des rats soit réellement souvent bactéricide pour le bacille charbonneux, ainsi que le sérum des cobayes vaccinés bactéricide pour le *Vibrio Metchnikowii*, néanmoins, même dans ces exemples, la propriété bactéricide, si manifeste *in vitro*, ne s'exerce pas dans l'organisme animal.

Ainsi qu'il a été prouvé par M. HANKIN (3), M. E. ROUX et moi-même (4), la propriété bactéricide vis-à-vis du bacille charbonneux en dehors de l'organisme existe pour le sérum des rats, qui eux-mêmes ne sont nullement réfractaires au charbon. D'un autre côté, les virgules du *Vibrio Metchnikowii* peuvent être facilement détruites, *in vitro*, par le sérum des cobayes

(1) *Deutsche medicin. Wochenschr.*, 1891, p. 655, nº 19.
(2) *Zeitschrift für Hygiene*, t. VIII, 1890, p. 424.
(3) *Centralblatt für Bacteriologie*, 1891, p. 378.
(4) *Annales de l'Inst. Pasteur*, 1891, p. 479.

vaccinés, et ne le sont pas dans l'organisme même de ces animaux. Inoculés sous la peau ou dans l'œil des cobayes réfractaires, ces vibrions vivent pendant une période assez longue et finissent par s'adapter à la vie dans le sérum préparé des animaux (1).

L'impossibilité de conclure des résultats obtenus avec le sérum préparé *in vitro* aux phénomènes qui se passent dans l'organisme vivant, découle des travaux antérieurs faits par M. Lubarsch (2) et moi-même (3). Les expériences récentes de MM. Buchner, Ibener et Roeder (4) ont également prouvé que la propriété bactéricide du sérum, très manifeste lorsque l'on introduit, à la façon ordinaire, le sérum et les microbes dans des tubes à essai, devient beaucoup plus faible quand on introduit dans le même sérum ces mêmes microbes enveloppés dans du papier à filtrer.

L'ensemble des faits analysés nous prouve donc que l'exsudation d'un liquide séreux inflammatoire ne peut être nullement considérée comme un moyen naturel servant à détruire les microbes pathogènes, ce rôle appartenant essentiellement aux phagocytes. Mais, puisque ce sont les produits toxiques des microbes qui entrent en jeu dans l'infection, il se pourrait encore que l'exsudation séreuse serve à atténuer ou à modifier l'action de ces produits.

La découverte remarquable faite par MM. Behring et Kitasato (5), d'une propriété antitoxique de l'or-

(1) *Ibid.*, p. 465.
(2) *Centralblatt f. Bacteriologie*, 1889.
(3) *Archives de Virchow*, 1888, t. CXIV, p. 472.
(4) *Münchener medic. Wochenschr.*, 1891, nos 32 et 33.
(5) *Deutsche medic. Wochenschr.*, 1890, p. 1113.

ganisme réfractaire, semble plaider en faveur de cette hypothèse. Ils ont constaté — et le fait a été confirmé par MM. Vaillard, Tizzoni et Cattani — que le sérum des lapins vaccinés contre le tétanos détruit des quantités considérables de toxine tétanique. M. Behring (1) a observé des faits analogues, quoique moins bien démontrés, dans la diphtérie; MM. Klemperer (2) ont également admis une propriété toxinicide pour le sang et le sérum des lapins vaccinés contre la pneumonie, et de l'homme ayant supporté la crise pneumonique.

Peut-être donc que l'exsudat séreux, incapable de tuer les microbes, sert à détruire les toxines? La présence de la toxine diphtérique, constatée par M. Behring dans l'épanchement pleurétique des cobayes infectés, semblerait confirmer cette supposition. Mais chez l'homme, où la diphtérie se termine souvent par la guérison, on ne voit pas d'exsudation séreuse se produire.

La pneumonie fibrineuse (si on a le droit d'envisager cette maladie comme aboutissant à la production d'une antitoxine, ce qui ne peut pas encore être admis comme prouvé, malgré l'assertion de MM. Klemperer) nous présenterait encore un exemple où la destruction de la toxine ne serait point liée à une inflammation séreuse.

Le tétanos, maladie toxique par excellence et précisément celle dont la vaccination amène la production d'antitoxine en plus grande abondance, se dis-

(1) *Deutsche medic. Wochenschr.*, 1890, p. 1145.
(2) *Berliner klin. Wochenschr.*, 1891, nos 34 et 35.

tingue précisément par l'absence d'exsudation séreuse. D'après une communication verbale de M. Vaillard, qui a une grande expérience pour tout ce qui concerne le tétanos, chez les animaux tétaniques, aussi bien que chez ceux qui subissent l'immunisation avec le sérum des vaccinés, les phénomènes d'inflammation séreuse font constamment défaut.

D'un autre côté la tuberculose, qui est si souvent accompagnée d'exsudations séreuses, doit être rangée dans le type des maladies les moins toxiques (la preuve est fournie entre autres par le cobaye, animal si sensible à la tuberculose, malgré son insensibilité si remarquable vis-à-vis de la tuberculine).

Un autre exemple nous est présenté par le *Vibrio Metchnikowii*. Les cobayes sensibles et vaccinés contre ce microbe réagissent toujours contre son introduction, par une sécrétion séreuse très abondante, et pourtant il s'agit ici d'un cas où il ne se produit point d'antitoxine. Cette dernière conclusion est basée sur le fait que les animaux vaccinés contre l'infection par le microbe présentent, pour la toxine vibrionienne, une sensibilité qui n'est point compatible avec l'existence d'une antitoxine.

L'ensemble des faits connus ne corrobore donc pas l'hypothèse que l'inflammation séreuse soit une réaction salutaire de l'organisme, dirigée spécialement dans le but de la transformation de la toxine en antitoxine. Cependant il faut tenir compte de ce que nos connaissances sur la production des antitoxines ne font que débuter; la question posée ne pourra être résolue que lorsqu'on aura approfondi le problème.

Il nous reste à citer une dernière hypothèse. Si l'exsudation séreuse ne peut être mise en rapport avec la production des antitoxines, peut-être sert-elle à diluer les toxines, et à les rendre ainsi moins actives.

Si nous nous plaçons au point de vue de la pathologie comparée, nous devrons constater que l'inflammation séreuse est de date beaucoup plus récente, au point de vue généalogique, que l'inflammation accompagnée d'une réaction leucocytaire. Tous les invertébrés, chez lesquels nous avons vu l'accumulation des phagocytes autour de corps étrangers, ne nous présentent aucune trace d'une inflammation séreuse et cela non seulement chez les êtres dépourvus de liquide sanguin (comme les éponges, les cœlentérés ou les larves d'échinodermes), mais aussi chez ceux qui possèdent un système circulatoire. Même chez les amphibies, où la réaction phagocytaire est si prononcée, elle s'accomplit sans exsudation liquide tant soit peu marquée. Ce n'est que dans des cas tout à fait exceptionnels que j'ai observé une faible accumulation du liquide dans les foyers inflammatoires de la nageoire des têtards et des larves d'urodèles.

De quelque côté qu'on envisage l'inflammation séreuse, elle se présente toujours comme un phénomène d'un ordre beaucoup moins important que l'inflammation par excellence, c'est-à-dire celle qui est accompagnée d'une accumulation des phagocytes dans le foyer enflammé.

DOUZIÈME LEÇON

Sommaire. — Application des faits acquis à la critique des théories de l'attraction nutritive et de la lésion de la paroi vasculaire. — Expériences de Cohnheim avec la langue de la grenouille. — Causes inflammatoires, introduites dans le sang. — Réaction chez les invertébrés, comme argument contre la théorie de Cohnheim.

Lutte de l'organisme contre les agents extérieurs. — Rôle de la digestion intracellulaire. — Phagocytes. — Hemitis. — Exemples : fièvre récurrente, maladie des Daphnies. — Tuberculose. — Essence de l'inflammation.

Sensibilité des phagocytes. — Sa marche progressive. — Sensibilité des cellules endothéliales. — Définition de l'inflammation. — L'inflammation n'est point la régénération. — L'inflammation ne consiste point en résorption.

Objections formulées contre la théorie biologique de l'inflammation. — Vitalisme. — Téléologie. — Absence des phagocytes dans les endroits menacés.

Imperfection de la réaction inflammatoire. — Intervention active de l'homme. — Pathologie comparée.

Après avoir passé en revue les phénomènes principaux de la réaction inflammatoire dans la série animale, nous pouvons nous poser la question de savoir jusqu'à quel point les faits de cette réaction sont d'accord avec les différentes théories mentionnées dans le premier chapitre.

Il serait inutile d'insister longuement sur l'impossibilité d'expliquer ces faits d'après la théorie de la nutrition, qui exige un afflux considérable des matières nutritives vers l'endroit enflammé et une prolifération anormale des éléments locaux. D'après M. Virchow (1) l'inflammation commence à partir du moment où se manifestent des troubles nutritifs. Ces troubles consistent en une propriété « d'attirer, c'est-à-dire d'absorber directement et de modifier suivant les circonstances de grandes quantités de substances nutritives ». Il s'agit ici d'une nutrition surabondante des cellules de l'organe enflammé aux dépens de la partie liquide du sang. Envisageant les choses à ce point de vue, M. Virchow considère les phénomènes inflammatoires les plus caractéristiques non comme une réaction salutaire, mais comme un processus dont le côté essentiel serait représenté « par son caractère aigu et surtout par son danger » pour l'organisme (*l. c.*, p. 399).

D'après la théorie de Samuel et de Cohnheim, l'essence de l'inflammation consisterait en une lésion moléculaire de la paroi vasculaire. Modifiée sous l'influence d'une cause nuisible quelconque, cette paroi perdrait sa propriété de retenir les éléments du sang, qui passeraient au dehors d'une façon tout à fait passive, pour se diriger vers l'endroit de la plus faible résistance. L'inflammation ne serait donc nullement une réaction de l'organisme contre les agents extérieurs, mais simplement une lésion primaire des vaisseaux sanguins. Une expérience de Cohnheim explique sa manière de voir d'une façon très claire. Si

(1) *Cellularpathologie*, 4e édit., 1871, p. 475.

à l'aide d'une ligature on supprime la circulation du sang dans la langue d'une grenouille pendant quarante-huit heures, et si après on délie la langue, la circulation se rétablit, mais avec tous les signes d'une circulation inflammatoire, c'est-à-dire avec la disposition périphérique des leucocytes, suivie de la diapédèse. Ce fait serait, d'après COHNHEIM, une conséquence directe de la lésion de la paroi vasculaire à la suite de son anémie prolongée. « Je considère comme indiscutable — ajoute COHNHEIM (1) — que la cause de l'inflammation dans ce cas doit être cherchée dans les vaisseaux mêmes; tout ce qui se passe en dehors des vaisseaux produit l'impression de changements trop secondaires, pour qu'on puisse les retenir en vue d'une explication. » Et pourtant il doit se passer, en dehors des vaisseaux, des phénomènes très importants. Les tissus périphériques, privés de leur alimentation et de leur protection par le sang, doivent devenir le siège d'une agression de la part des microbes si abondants dans la cavité buccale. Les tissus eux-mêmes, ou quelques-uns d'entre eux, doivent en même temps subir des phénomènes dégénératifs, de sorte que tout cela peut fournir une excitation périphérique suffisante pour attirer une réaction inflammatoire. L'exemple choisi par COHNHEIM fait bien saisir sa théorie, sans cependant en fournir la preuve.

Pour produire une lésion vasculaire pour ainsi dire centrale, indépendante de la lésion d'autres organes,

(1) *Die embolischen Processe*, 1873, p. 51.

situés à la périphérie, il y a un moyen bien simple, qui consiste à introduire la cause irritative dans l'intérieur des vaisseaux eux-mêmes. Dans le même ouvrage de Cohnheim « sur les embolies », il rapporte des expériences destinées à produire des abcès emboliques. Dans ce but il injecta dans les artères des grenouilles une multitude de substances qui auraient dû produire une inflammation considérable, comme des globules de mercure, des cantharides pulvérisées, des particules de viande pourrie, mais tout cela en vain. Jamais ces substances, qui introduites sous la peau provoquent une forte réaction, n'ont produit aucune inflammation. Et pourtant si cette dernière n'est qu'une altération des parois vasculaires, comment expliquer l'absence de cette altération dans les cas où l'influence irritative est directe.

A côté de l'expérience de Cohnheim, on peut citer encore beaucoup d'autres faits qui donnent le même résultat. Souvent, lorsque les microbes pathogènes se trouvent dans le sang, ces provocateurs si puissants de l'inflammation n'aboutissent à aucun phénomène exsudatif. Dans la fièvre récurrente le sang est rempli d'une quantité énorme de spirilles, qui par leurs mouvements en hélice ainsi que probablement par leurs toxines agissent directement sur la paroi vasculaire. D'après la théorie de Cohnheim ces parois devraient inévitablement s'altérer et faire passer les éléments du sang en dehors des vaisseaux. Et pourtant dans le cours de la fièvre récurrente, où le corps du malade est « enflammé » au plus haut degré, il ne se produit point d'inflammation dans les organes.

Beaucoup d'autres microbes, comme la bactéridie charbonneuse, provoquent une inflammation intense lorsqu'on les inocule sous la peau, et n'occasionnent pourtant aucune inflammation, dans le sens de COHNHEIM, lorsqu'ils se trouvent dans le sang. Les mêmes phénomènes s'observent après l'injection du bacille tuberculeux dans le sang, tandis que ce même bacille, introduit en dehors des vaisseaux, provoque inévitablement une inflammation exsudative.

Outre ces faits qui ne s'expliquent point par la théorie de la lésion primaire des parois vasculaires, toute la pathologie comparée de l'inflammation plaide contre la conception de COHNHEIM. Les phénomènes réactionnaires des invertébrés démontrent que l'infiltration dans la série évolutive précède les phénomènes vasculaires, et que les leucocytes, au lieu d'être filtrés d'une façon passive, se dirigent vers l'endroit lésé, guidés par leur sensibilité et à l'aide de leurs mouvements amiboïdes.

Mais si les théories de M. VIRCHOW et de COHNHEIM ne peuvent être acceptées dans l'état actuel de nos connaissances, faut-il pour cela abandonner tout espoir de concevoir les phénomènes inflammatoires, et se contenter de leur simple description, comme le font la plupart des pathologistes modernes?

L'étude de l'inflammation, au point de vue de la pathologie comparée, nous prouve d'abord que ce phénomène est essentiellement réactionnel. L'organisme, menacé par une cause nuisible quelconque, se défend par les moyens qu'il tient à sa disposition. Puisque, comme nous avons vu, même les êtres unicellulaires les plus inférieurs ne se comportent point d'une manière passive vis-à-vis des agents morbides, mais luttent contre eux, comment les organismes les plus développés, comme l'homme et les mammifères, n'agiraient-ils pas de même? Il y a donc une lutte incontestable de l'organisme envahi contre l'agent morbide; mais en quoi consiste-t-elle? Comme le démontre l'évolution de l'inflammation, c'est justement ce phénomène qui est le moyen de défense le plus répandu dans le monde animal, et à la fois le plus actif.

Le *primum movens* de la réaction inflammatoire est une action digestive du protoplasma vis-à-vis de l'agent nuisible. Cette action, propre à l'organisme entier ou presque entier des protozoaires, appartient à toute la masse plasmodique des myxomycètes, mais, à partir des éponges, se concentre dans le mésoderme. Les cellules phagocytaires de cette couche s'approchent, englobent et détruisent l'agent nuisible dans les cas où l'organisme envahi reste victorieux. Cette réaction phagocytaire, lente d'abord, puisque le seul moyen pour les phagocytes d'approcher de l'agent nuisible consiste en leurs mouvements amiboïdes, s'accélère beaucoup avec l'apparition d'un système sanguin et vasculaire. A l'aide du courant sanguin l'organisme peut à chaque moment donné expédier vers l'endroit menacé un nombre considérable de phagocytes pour arrêter le mal. Lorsque la circulation se fait en partie dans un système de lacunes, l'afflux des phagocytes s'opère sans dispositions spéciales. Mais lorsque ces défenseurs de l'organisme se trouvent dans des vaisseaux clos, ils ne peuvent atteindre leur but qu'à l'aide d'une adaptation spéciale, qui est la diapédèse à travers les parois.

Une fois arrivé à ce résultat que l'inflammation des animaux supérieurs est une réaction salutaire de l'organisme et que la diapédèse, avec tout ce qui l'accompagne, fait partie de cette réaction, plusieurs particularités des phénomènes inflammatoires deviennent simples et claires. Depuis longtemps on a été frappé par la forme lobée et polymorphe du noyau des globules de pus. Cette forme particulière est propre aux leucocytes polynucléaires, qui représentent la grande majorité (75 p. 100) de la quantité totale des globules blancs. Comme on avait observé qu'un grand nombre de globules de pus périssent dans l'exsudat, on a associé ce fait avec la forme bizarre du noyau : on a dit et on continue jusqu'à ce jour à affirmer que les leucocytes polynucléaires sont des cellules prédestinées à la mort, incapables d'une activité considérable. Au contraire, les leucocytes sont justement les cellules des plus actives de l'organisme. La forme de leur noyau s'explique beaucoup mieux par une adaptation spéciale au passage à travers la paroi vasculaire. Lorsqu'on observe la diapédèse, on est frappé par la difficulté que présente le passage du noyau. Une fois que ce dernier se trouve en dehors du vaisseau, le reste du protoplasma traverse la paroi presque d'un seul coup. Il est évident qu'un noyau fragmenté en plusieurs lobes doit traverser la paroi beaucoup plus facilement qu'un grand noyau entier. Voilà pourquoi les leucocytes polynucléaires se trouvent dans le pus en plus grande quantité que les mononucléaires et voilà aussi pourquoi la forme lobée du noyau, absente chez les invertébrés (sauf chez quelques Céphalopodes), ne se trouve que chez les leucocytes adaptés à la diapédèse.

Les faits qui ont démontré l'impossibilité de recourir à la théorie de Cohnheim s'expliquent facilement à l'aide de la théorie que nous défendons ici. Si l'agent irritant se trouve en dehors des vaisseaux, il provoque l'inflammation typique, accompagnée de diapédèse; si le même agent réside dans l'intérieur des vaisseaux, il ne se produit point de diapédèse, mais les leucocytes luttent contre le microbe dans le sang même. Prenons comme premier exemple la fièvre récurrente, dans laquelle les spirilles agissent certainement sur la paroi vasculaire, sans provoquer la diapédèse. Mais les leucocytes augmentent en nombre; il se produit la leucocytose qui aboutit à une lutte, dont la fin est marquée par l'englobement des spirilles par les leucocytes. Nous avons donc un cas d'inflammation non accompagné de diapédèse; la lutte entre les phagocytes et les spirilles se passe dans le sang même. Quoiqu'il ne se fasse point d'inflammation diapédésique, la fièvre récurrente est pourtant accompagnée d'une chaleur violente et d'autres phénomènes qui indiquent que nous avons affaire à une maladie inflammatoire. Ce serait donc un cas d'une inflammation du sang même, une sorte de « hémitis », comme l'avait pensé autrefois Piorry. Le même phénomène est général pour les cas de lutte chez les animaux, chez lesquels le système sanguin et la cavité générale du corps sont réunis. Comme nous l'avons vu au sujet de la maladie des Daphnies (provoquée par le Monospora), il se produit souvent autour des spores de ce parasite une réunion considérable de leucocytes, et cette réunion se fait justement dans la cavité sanguine.

Prenons encore comme exemple la tuberculose. Inoculés sous la peau, les bacilles tuberculeux provoquent une inflammation, accompagnée d'une diapédèse considérable. Si au contraire nous inoculons les mêmes bacilles directement dans le sang, il n'y aura point de diapédèse, mais les phagocytes se réuniront autour des bacilles dans l'intérieur des vaisseaux et formeront des tubercules intravasculaires. On ne dira donc pas que dans le premier cas (inoculation extravasculaire) il y a inflammation, et dans le second (inoculation intravasculaire) il n'y en a point; on le dira d'autant moins que dans les deux il se forme les mêmes tubercules. Voilà encore un exemple d'une inflammation du sang même.

Tous ces cas d'inflammation intravasculaire sans diapédèse, ainsi que les phénomènes inflammatoires chez les jeunes larves des Axolotes et des Tritons (où ce sont les cellules migratrices qui se réunissent à l'endroit lésé), enfin toute la série des manifestations réactionnelles chez tant d'invertébrés, nous prouvent clairement que l'*élément essentiel et primordial d'une inflammation typique consiste en une réaction des phagocytes contre l'agent nuisible.* Si ce dernier se trouve dans la cavité générale, remplie de sang, les phagocytes se réuniront dans la cavité générale; si l'agent nuisible parvient dans l'intérieur des vaisseaux, comme dans la fièvre récurrente ou dans la tuberculose intra-vasculaire, les phagocytes se réuniront dans le sang même; si, au contraire, l'agent nuisible se trouve en dehors de la cavité sanguine ou en dehors des vaisseaux, il y aura émigration des phagocytes vers l'endroit menacé, émigration sans diapédèse (invertébrés, jeunes larves des urodèles), ou avec diapédèse (vertébrés).

Pour que la réaction phagocytaire s'accomplisse, il faut d'abord que ces cellules soient excitées d'une façon positive. La sensibilité négative peut servir encore de moyen de défense à un organisme mobile, comme le plasmode des myxomycètes, qui s'éloigne de la cause nuisible. Dans les cas où cette dernière pénètre dans l'organisme, une sensibilité négative des phagocytes laissera le champ de bataille au parasite, ce qui entraînera la mort de l'organisme envahi, comme cela arrive assez souvent. Voilà pourquoi, dans la série de ces êtres, nous voyons une évolution progressive de la sensibilité positive des leucocytes. Chez les Daphnies on est frappé par la grande quantité de maladies dans lesquelles la phagocytose fait complètement ou presque entièrement défaut. Chez les amphibies la chimiotaxie positive est déjà très manifeste et pourtant, comme l'a démontré M. Gabritchewsky, chez les lapins elle est de beaucoup supérieure. Et encore chez les rongeurs, comme chez les petits animaux de laboratoire en général, on observe un certain nombre de maladies foudroyantes, telles que le choléra des poules, choléra des porcs, la septicémie vibrionienne aviaire, dans lesquelles souvent la phagocytose fait complètement défaut. Chez l'homme et les mammifères supérieurs, des maladies pareilles sont déjà infiniment moins fréquentes.

Mais à côté des phagocytes mobiles dirigés par leur sensibilité, il y a encore des phagocytes fixes, développés surtout chez les vertébrés et représentés notamment par les cellules endothéliales des vaisseaux. Puisque ces cellules sont contractiles et phagocytaires, il est tout naturel de supposer qu'elles sont également sensibles. Le phénomène si remarquable de l'attraction réciproque des appendices protoplasmiques des capillaires en voie de formation, qui se rencontrent pour former une anse vasculaire, s'expliquerait très facilement à l'aide de la chimiotaxie des éléments endothéliaux. La même explication peut servir aussi pour les cas où, comme dans beaucoup de néoplasies, le pannus ophtalmique, etc., les vaisseaux pénètrent facilement et poussent abondamment dans le tissu affecté. Cette croissance vasculaire dériverait d'une chimiotaxie ou quelque autre sensibilité positive, tandis que l'absence des vaisseaux dans les granulomes, tels que le tubercule, la lèpre, l'actinomycose, s'expliquerait par une sensibilité négative. Le concours des cellules endothéliales dans le processus inflammatoire, en tant qu'il provient de leur contractilité, serait également dirigé par une sensibilité de ces éléments.

En dernier lieu, il surviendrait encore une autre sensibilité, celle des éléments nerveux qui s'associent à l'appareil phagocytaire et vasculaire pour faciliter la réaction contre les agents nuisibles.

L'inflammation doit donc être envisagée dans son ensemble comme une réaction phagocytaire de l'organisme contre les agents irritatifs, réaction qui tantôt s'accomplit par les phagocytes mobiles seuls, tantôt avec le concours des phagocytes vasculaires ou celui du système nerveux.

La théorie, exposée dans ces quelques lignes, pourrait être désignée sous le nom de théorie biologique ou comparée de l'inflammation, puisqu'elle est fondée sur l'étude des phénomènes de la vie cellulaire, examinés au point de vue de la pathologie comparée.

Il est avant tout nécessaire de souligner ce fait, que les phénomènes essentiels de l'inflammation présentent réellement une lutte des phagocytes contre l'agent irritatif. Comme nous avons vu les leucocytes pouvoir se transformer en cellules fixes, on pourrait croire que leur réunion considérable ne se ferait que dans ce but. Cette supposition doit être cependant rejetée par le fait que, chez les vertébrés supérieurs, les leucocytes polynucléaires, les plus nombreux parmi les leucocytes, jouant un rôle dans l'inflammation, ne contribuent point à la formation des granulations. Dans le développement de ces dernières, à côté des cellules endothéliales et probablement conjonctives, il n'y a que les leucocytes mononucléaires qui prennent une part active. Or, ces leucocytes se forment directement aux dépens des lymphocytes nombreux qui affluent vers les endroits où se fait la régénération.

Mais peut-être que les leucocytes réunis dans les foyers inflammatoires ne serviraient qu'à la résorption des cellules mortes et des cadavres de microbes? On les a si souvent désignés comme de simples « balayeurs » de l'organisme. Nous avons déjà vu que cette supposition n'est point justifiée et que les leucocytes englobent les parasites vivants, vers lesquels ils se dirigent dès le début de l'infection. Quoique directes, ces preuves peuvent ne pas paraître suffisantes, mais on peut les corroborer.

Si l'essence de la réaction leucocytaire dans l'inflammation se résume en une résorption des parties solides, des cas de résorptions très abondantes et en même temps rapides devraient manifester un caractère inflammatoire bien prononcé. Or, cela n'est pas le cas. La métamorphose des Batraciens est accompagnée d'une résorption des organes larvaires — queue et branchies — qui s'accomplit très rapidement, en peu de jours, à l'aide des phagocytes, englobant tous les tissus dans leur protoplasma. Et pourtant il ne se fait point d'inflammation dans ce cas, les phagocytes des tissus mêmes suffisant pour en résorber les éléments. La résorption est évidemment beaucoup plus facile que la lutte avec les parasites et exige une action des phagocytes beaucoup moins considérable.

Chez les mammifères, les véritables *balayeurs*, c'est-à-dire les phagocytes accomplissant la résorption, sont des macrophages en général et des leucocytes mononucléaires en particulier. Or, ces cellules jouent un rôle important surtout dans les inflammations chroniques, comme la tuberculose, tandis que, dans les affections aiguës ce sont notamment les microphages, ou leucocytes polynucléaires neutrophiles, qui prennent part à la lutte. Dans l'érysipèle, par exemple, ce sont les leucocytes polynucléaires seuls qui englobent les streptocoques, tandis que les macrophages ne le font jamais. Ces derniers au contraire accomplissent toute la résorption et englobent surtout les microphages, dont beaucoup périssent dans la lutte et doivent eux-mêmes être résorbés. Si l'émigration inflammatoire a uniquement une fonction de résorption, ce serait un véritable non-sens que de la faire aboutir à la formation du pus, c'est-à-dire d'une masse de leucocytes, dont un grand nombre meurt et doit lui-même être résorbé. Il est tout naturel d'admettre au contraire que l'émigration est un acte réactionnel de l'organisme dans la lutte, pendant laquelle un grand nombre de lutteurs principaux, de microphages, périssent sur le champ de bataille. La résorption survient ensuite et est accomplie par un autre genre de phagocytes.

Dans mon premier exposé de la théorie biologique de l'inflammation que j'ai fait il y a huit ans (1), j'ai émis l'idée que cette réaction s'accomplit à l'aide d'un lien vivant entre « les cellules du tissu conjonctif, les éléments de la paroi endothéliale et les leucocytes, qui forment une chaîne entière jouant le rôle principal dans l'inflammation telle qu'elle se produit chez les vertébrés ». Les cellules du tissu conjonctif, atteintes les premières, transmettraient l'action à la paroi vasculaire, dont les cellules se contractent, facili-

(1) *Biologisches Centralblatt*, 1883, p. 564.

tant le passage des globules blancs. A ce moment on n'avait le droit d'admettre qu'une sensibilité tactile de ces différents éléments cellulaires, bien que certains faits, comme l'émigration à grandes distances des cellules sexuelles des hydropolypes (1), fissent déjà pressentir l'existence de la chimiotaxie. Depuis, cette chimiotaxie a été prouvée d'une façon tout à fait positive.

On a souvent trouvé trop de vitalisme dans cette théorie biologique. Pour ne citer que l'opinion la plus franchement exposée, je me bornerai à celle de M. FRAENKEL (2) : « La théorie des phagocytes — dit-il — présume des capacités étonnantes du protoplasma des leucocytes, auquel on attribue presque des sensations propres, des pensées et des actes, une sorte de perception psychique. » La sensibilité des phagocytes n'est point une hypothèse qu'on peut admettre ou rejeter d'après ses propres goûts, mais bien un fait bien établi qui ne doit nullement être ignoré, comme le fait M. FRAENKEL. Quant aux propriétés de penser et de vouloir que M. FRAENKEL me reproche d'admettre, on voit bien qu'il n'en est point question. Si la sensibilité des leucocytes ainsi que de différents organismes unicellulaires végétaux et animaux représente le premier pas d'une longue série de phénomènes qui finissent par revêtir un caractère psychique, cela n'est nullement étonnant. Les phénomènes psychiques n'ont rien de tout à fait spécifique et se sont développés comme une sorte de complication d'actes très sim-

(1) Voir WEISMANN, *Die Entstehung der Sexualzellen bei Hydromedusen*, Iena, 1883.

(2) *Grundriss der Bacterienkunde*, Berlin, 1890, 3e édit., p. 203.

ples, que nous présentent les organismes inférieurs et les cellules de différents animaux. Les savants qui ont étudié ces questions de plus près, comme MM. Herbert Spencer, Romanes et autres, le savent bien. Le péché de vitalisme et d'animisme qu'on prête injustement à la théorie des phagocytes doit être plutôt reproché à mes adversaires qui, eux, soutiennent que les actes psychiques des animaux supérieurs présentent quelque chose d'absolument différent des phénomènes plus simples propres aux êtres inférieurs.

On tombe dans la même erreur lorsqu'on attribue un caractère téléologique à la théorie qui considère l'inflammation comme une réaction de l'organisme contre les agents irritants. Toute cette théorie est basée sur la loi de l'évolution, d'après laquelle les caractères, utiles à l'organisme, se conservent par la sélection, tandis que les caractères nuisibles sont éliminés. Les animaux inférieurs, chez lesquels les cellules mobiles se dirigeaient au-devant de l'ennemi, l'englobaient et le détruisaient, survécurent, tandis que d'autres, chez lesquels les phagocytes ne fonctionnaient point, devaient nécessairement périr. A la suite d'une sélection naturelle semblable, les caractères utiles et entre autres ceux qui servent à la réaction inflammatoire se sont fixés et transmis, sans intervention quelconque d'un but prédestiné d'avance, comme cela devait se faire au point de vue téléologique.

Mais, dit-on — et cette objection a été formulée plusieurs fois (1) — si la réaction phagocytaire s'est

(1) Voir pour exemple M. Baumgarten, *Berliner klin. Wochenschr.*, 1884 et M. Burdon-Sanderson, *British medical Journal*, 1891, p. 1085.

développée pour protéger l'organisme contre le danger, comment se fait-il que c'est justement dans les cas où l'organisme est le plus menacé, que les phagocytes refusent d'accomplir leur rôle? Ici encore l'objection provient d'une connaissance incomplète des principes de la théorie. Justement parce que la défense des phagocytes se développe suivant la loi de la sélection naturelle et non à la suite d'un but prédestiné d'avance, il est tout naturel qu'il se rencontre des cas où les phagocytes n'accomplissent pas leur fonction, ce qui amène la plus grande menace et la mort de l'organisme. Dans la nature réelle il se trouve des caractères variables, tantôt utiles, tantôt nuisibles à l'organisme. Les premiers amènent la survivance, les seconds la mort. Si par exemple nous considérons deux organismes : l'un, dont les phagocytes sont facilement repoussés par le microbe, et un autre, dont les phagocytes manifestent au contraire une sensibilité positive, qui amènera une phagocytose abondante, le premier deviendra bientôt la proie du parasite, sera éliminé par la sélection naturelle, tandis que le second résistera à l'infection, survivra et donnera une progéniture douée des mêmes propriétés phagocytaires. Il est évident que dans ces conditions l'activité des phagocytes augmentera, soutenue par la sélection.

Mais la force curatrice de la nature, dont la réaction inflammatoire constitue l'élément le plus important, n'est point encore une adaptation parfaite. La fréquence des maladies et des cas de morts prématurées le prouve suffisamment. L'appareil phagocytaire n'a pas encore atteint son dernier stade de développement et se trouve en voie de perfection. Trop souvent les phagocytes fuient l'ennemi ou détruisent les éléments de l'organisme duquel ils font partie (comme dans les scléroses). C'est cette imperfection qui a depuis longtemps rendu nécessaire l'intervention active de l'homme, non satisfait de la fonction de sa force curatrice naturelle.

La défense de l'organisme contre les agents nuisibles, concentrée dans l'appareil phagocytaire et le système nerveux somatique, s'étendit sur l'appareil nerveux psychique. Aux cellules nerveuses qui dirigent les contractions et la dilatation des vaisseaux, s'associèrent les cellules qui produisent la pensée et les actes volontaires. Comme fonction de ces cellules psychiques, il se développa toute une science ayant pour but la défense de l'organisme contre les agents nuisibles. Elle inventa des méthodes pour activer l'inflammation curatrice, comme dans beaucoup de cas de lésions artificielles facilitant la réaction inflammatoire. L'application d'agents excitant l'inflammation, tels que le jequirity, le virus de la blennorrhée, la tuberculine et la cantharidine présente une continuation consciente des mesures de défense élaborées inconsciemment par la série des êtres dans leur lutte pour l'existence.

Mais, comme l'appareil réactionnel inconscient, les forces curatrices de la nature, avec leurs phagocytes, ne sont point parfaites, l'appareil réactionnel conscient, la science médicale, n'est pas parfaite non plus. Pour atteindre son but définitif elle doit puiser des connaissances dans toutes les branches scientifiques moins compliquées et entre autres dans la biologie qui étudie les organismes et leur évolution naturelle.

Ce n'est pas seulement l'étude de l'inflammation qui peut trouver avantage à se placer à un point de vue de pathologie comparée. Les autres problèmes de la science médicale peuvent également tirer profit par la même méthode comparative. Dans l'étude de la fièvre on devrait commencer par l'examen de la production de la chaleur par les organismes inférieurs et chercher à saisir les premiers pas de cette production chez les vertébrés, tels que les reptiles, afin de surprendre les premières manifestations de la réaction fébrile. Puisque plusieurs de ces phénomènes se sont développés dans les temps géologiques antérieurs, il faudrait encore se faire une idée des conditions dans lesquelles ont vécu les premiers animaux dits à sang chaud.

Dans la troisième grande question pathologique, celle des tumeurs, la pathologie comparée peut rendre des services incontestables. Comme beaucoup d'organismes inférieurs, plantes et animaux, sont sujets à la formation des tumeurs, on peut plus facilement constater le rôle des parasites dans leur étiologie et rejeter la théorie des aberrations dans les feuillets de l'embryon.

La question des atrophies, qui se rattache si intimement à celle des inflammations chroniques, doit être également envisagée au point de vue de la pathologie comparée. C'est encore un chapitre de la pathologie dans lequel les phénomènes phagocytaires jouent un rôle tout à fait prépondérant.

Mais si d'un côté la science médicale a tant de choses à puiser à la biologie, dont elle ne constitue qu'une partie, ce service ne doit nullement être gratuit. La biologie générale elle-même peut tirer de grands avantages en embrassant dans le cadre de ses études les phénomènes morbides, étudiés par la pathologie. Trop souvent la biologie éprouve des difficultés dans l'étude des processus de l'évolution, parce que ces phénomènes se présentent à elle sous une forme déjà achevée. Ainsi pour analyser de plus près l'acte de la sélection naturelle, les phénomènes trop équilibrés qui se rencontrent dans la nature ne fournissent point de matériel favorable. Pour mettre en lumière le jeu de cette loi générale, il faut étudier les phénomènes moins stables, les appareils moins parfaits, en un mot les phénomènes dans lesquels la sélection naturelle peut être observée tous les jours. Or, ce sont justement les phénomènes morbides avec les réactions qui les provoquent, la lutte entre l'organisme et ses agresseurs, qui présentent la meilleure occasion pour une étude suivie de la marche de la sélection naturelle. Dans cette lutte il y a tous les jours des survivants, élus par la sélection, et des morts, éliminés par ce même facteur. D'un côté, ce sont les organismes vainqueurs élus et des parasites détruits éliminés, d'un autre ce sont les organismes vaincus éliminés, et des parasites triomphants élus.

Je termine donc par où j'ai commencé. La pathologie générale doit être réunie à la zoologie ou plutôt à la biologie, pour en faire une branche, la *pathologie comparée*. Cette science est presque tout entière encore à construire et pourtant elle peut déjà rendre des services à la médecine. Facilitant l'analyse des phénomènes réactionnels, elle indique les éléments qui doivent être surtout protégés et renforcés dans la lutte de l'organisme contre ses ennemis, et contribue ainsi à la solution d'un des plus grands problèmes de l'humanité.

EXPLICATION DES PLANCHES

PLANCHE I

FIG. 1. — Point enflammé de la nageoire caudale d'une larve de *Bombinator igneus*, 72 heures après la cautérisation par le nitrate d'argent. — *a*. Phagocytes renfermant du pigment et des globules rouges; — *b*, *c*. Cellules étoilées, renfermant des débris de globules rouges; — *d*. Un phagocyte dans l'intérieur d'un vaisseau lymphatique.

FIG. 2. — Un kyste de la grégarine du lombric entouré d'une cuticule épaisse et difforme, et d'un follicule composé de tissu conjonctif.

FIG. 3. — Un kyste du même parasite, dont il ne reste que des débris cuticulaires.

FIG. 4. — Un Rhabditis, au milieu d'une masse de phagocytes. — *c*. Cuticule épaisse et difforme du parasite.

FIG. 5. — Un autre Rhabditis, renfermé dans la masse des phagocytes du lombric. — *c*. Cuticule du parasite, composée de plusieurs couches concentriques.

PLANCHE II

FIG. 1. — Un kyste de la grégarine du lombric, avec son contenu divisé en cellules. Le kyste est entouré d'un follicule composé du tissu conjonctif.

Fig. 2. — Une masse de phagocytes du lombric entourant un kyste de grégarine détruit.

Fig. 3. — Exemple de chimiotaxie positive. Un plasmode du *Didymium farinaceum* qui a plongé ses appendices dans une infusion de feuilles.

Fig. 4. — Exemple de *chimiotaxie négative*. Le plasmode de la fig. 3 s'éloignant d'une solution de quinine à 0,1 p. 100.

Fig. 5. — Un autre plasmode de *Didymium* repoussé par le chlorhydrate de quinine à 0,1 p. 100.

Fig. 6. — Le même plasmode, 5 heures après que la quinine a été remplacée par une infusion de feuilles. La chimiotaxie négative de la figure 5 s'est transformée en chimiotaxie positive.

Fig. 7. — Un leucocyte de la salamandre. — *a*. Sphère d'attraction (d'après Flemming).

Fig. 8. — Un clasmatocyte du mésentère d'un *Triton tæniatus*.

PLANCHE III

Fig. 1. — Un kyste de grégarine entouré par des phagocytes du lombric. Grossissement : oculaire 4 et système D de Zeiss.

Fig. 2. — Un leucocyte éosinophile de l'homme (d'après Gabritchewsky).

Fig. 3. — Une cellule d'Ehrlich du rat blanc.

Fig. 4. — Une cellule géante de la rate de la gerbille. — *a*. Enveloppe du bacille ; — *b*. bacille de Koch. — La rate, traitée par la liqueur de Flemming, a été colorée par le *Gram* et l'éosine. Grossissement : oculaire 3 et système 1/18 de Zeiss.

Fig. 5. — Une cellule géante de la rate de la gerbille, renfermant un corps calcaire avec un bacille double. Même grossissement. Coloration par l'hématoxyline et la fuchsine de Ziehl.

Fig. 6. — Une autre cellule géante dans l'intérieur de laquelle on distingue le bacille entouré de couches concentriques. Traitement et coloration comme dans la figure 5. Oculaire 2, système 1/18.

Fig. 7. — Une cellule géante avec un corps calcaire qui ne renferme que la trace du bacille *b*. Fuchsine, hématoxyline. 2 + 1/18.

Fig. 8. — Une autre cellule géante, dans laquelle le bacille *b* s'est transformé en un corps coloré en rose pâle.

Fig. 9. — Une cellule géante renfermant un corps calcaire définitivement formé.

Paris. — Typ. Chamerot et Renouard, 19, rue des Saints-Pères. — 28198.

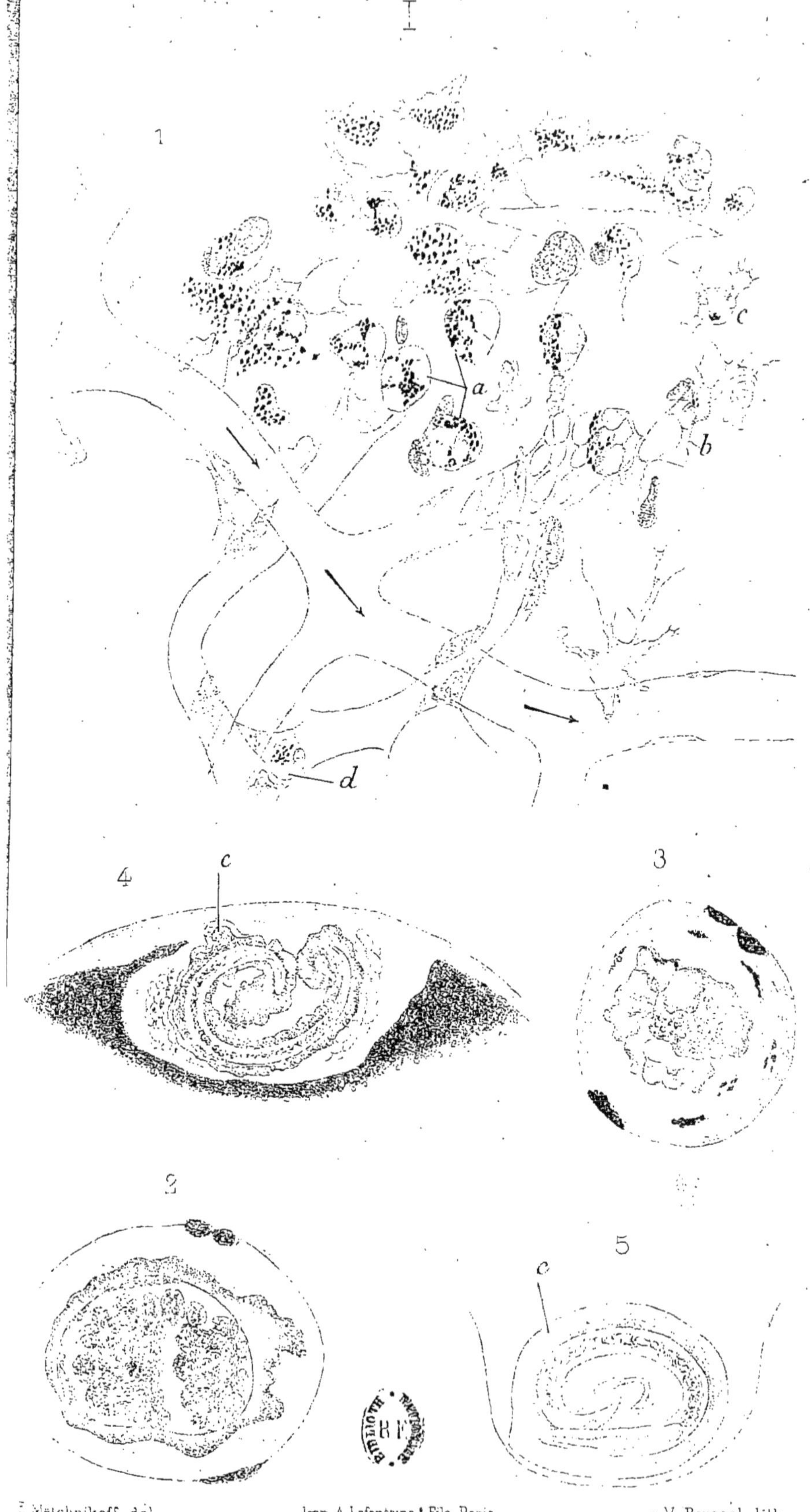

E. Metchnikoff, del. Imp. A. Lafontaine & Fils, Paris. V. Roussel lith.

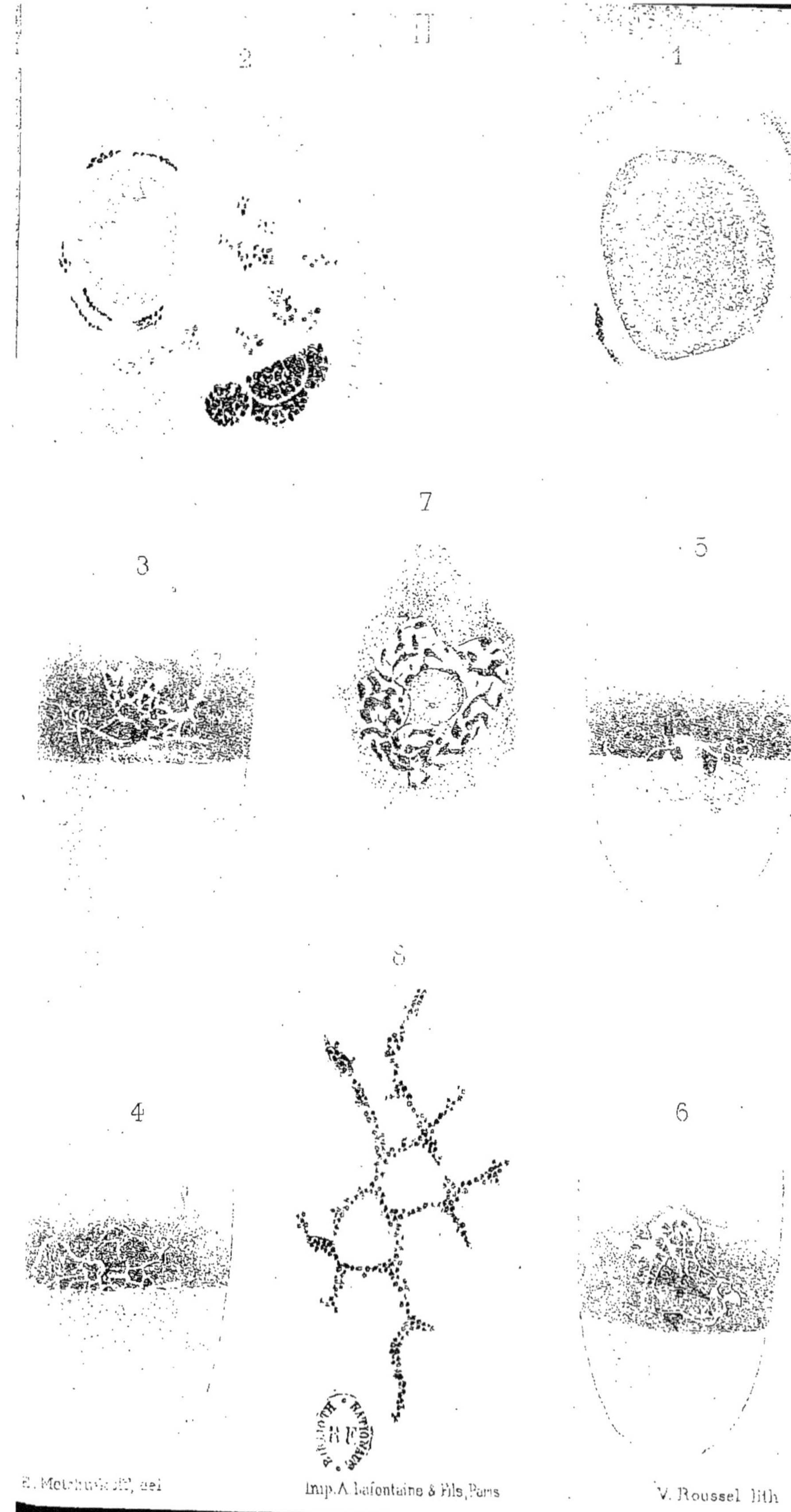
II
2
1
7
3
5
8
4
6
E. Metchnikoff, del
Imp. A. Lafontaine & Fils, Paris
V. Roussel lith

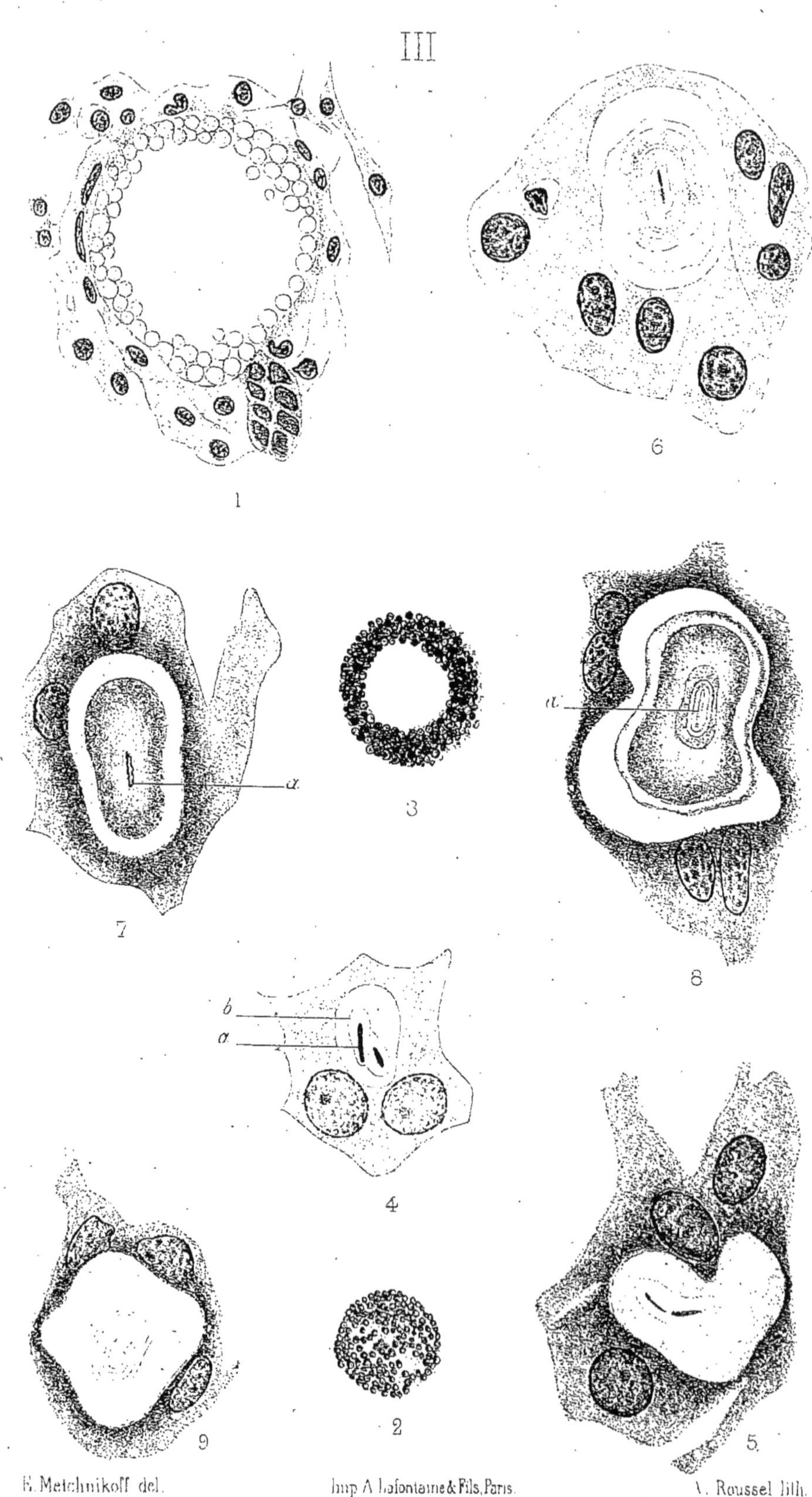

E. Metchnikoff del. Imp. A. Lafontaine & Fils, Paris. A. Roussel lith.

Paris. — Typ. Chamerot et Renouard. — 28198.

www.ingramcontent.com/pod-product-compliance
Ingram Content Group UK Ltd.
Pitfield, Milton Keynes, MK11 3LW, UK
UKHW012204240726
13966UKWH00002B/563

9 782012 895836